# おしえて先生！
# 看護のための統計処理

石村 友二郎

石村 光資郎

鹿原 幸恵

江藤 千里

著

東京図書

# はじめに

　ある看護師は言いました。

　　　　「統計は勉強すればするほど嫌いになる」

　また別の看護師は言いました。

　　　　「統計は勉強してもきりがない」

　まさにその通り。

　私自身、大学のときに受けた統計学の講義から 10 年以上統計に触れてきて、ようやく入り口が見えてきたと感じていました。しかしながら、本書を執筆するにあたり、ますます統計に頭を悩ませるようになってしまいました。

　なぜここまで多くの人が統計に悩むのか。その理由のひとつが「あいまいさ」にあると私は考えています。

　「有意確率」とはなんだろうと本屋でいろいろな本を手にとって読んで見ると、どれも説明が異なります。わかりやすく表現しようとすればするほどいろいろな表現が生まれ、後から学ぶ人は混乱する（さらには、たくさんの参考書を買うことになって財布が軽くなる）。そんなことを実感しています。

　本書では、特に看護系大学などで統計を学習しようとしている読者に、できるだけ正しくわかりやすく、基礎的な統計処理を紹介しています。しかし、この本 1 冊で統計が理解できるようになるわけではありません。いろいろな統計の本を読み、講義・セミナーを受け、統計の理解を深めてほしいと願っています。

　本書が、皆さんの研究の一助となれば幸いです。

　2018 年 2 月

　　　　　　　　　　　　　　　　　　　　　　　　著者を代表して　石村友二郎

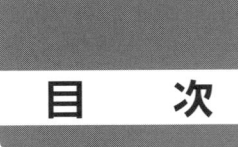

# 目　次

はじめに

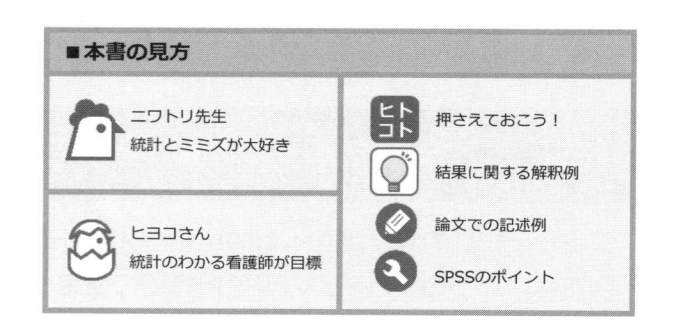

■本書の見方

ニワトリ先生
統計とミミズが大好き

ヒトコト　押さえておこう！

結果に関する解釈例

ヒヨコさん
統計のわかる看護師が目標

論文での記述例

SPSSのポイント

装幀◉山崎幹雄デザイン室

# 第 1 章

## 統計処理をする前に必要なものって？

## 1.1　意外と古い！　看護と統計

先生！　看護と統計には、どんなつながりがあるんですか？

実は、「現代看護教育の生みの親」といわれるナイチンゲールは、統計と深い関係があります。彼女は統計的な視点から、戦争中の傷病兵の死亡原因が、主に病院や治療時の衛生状態の不十分さにあることを訴え、医療衛生の改革に貢献しました。
また、統計データをグラフ化した「**鶏のとさか**」と呼ばれるグラフを考案した話も有名です。

　統計の起源や歴史にはいろいろな説がありますが、どれも自然界で起こる現象の観測や実験の
　　　“情報を数量で表し、
　　　　その特徴をとらえる”
という考え方からきています。

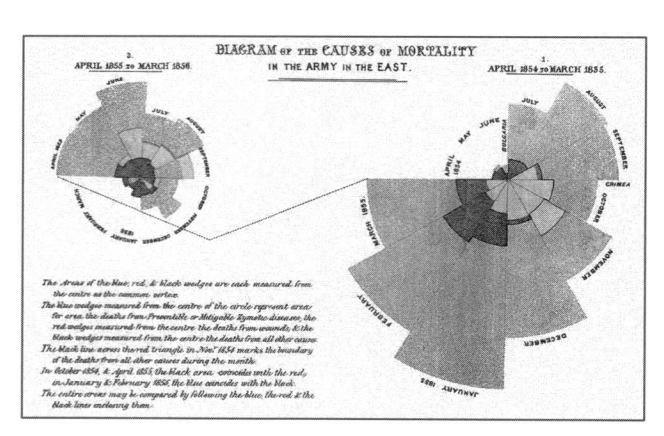

**図 1.1　鶏のとさかと呼ばれるグラフ**

日本語版 Wikipedia「フローレンス・ナイチンゲール」の項目より 2018 年 1 月 29 日検索

# 1.2 統計処理をする前に！ 研究について

統計処理について学ぶ前に、統計処理が用いられる研究、主に学術的な研究について簡単に知っておきましょう。

**研究**とは、すでに認められている事実や理論、客観的な根拠に基づいて、新たな事実、理論、法則などを解明することです。

新しい事実などを主張するためには、正当性がないと認められません。この正当性を示す手段の1つとして統計処理が利用されます。

つまり、統計処理の方法だけを学ぶのではなく、研究で主張したいことが、統計処理とどうつながっているのか、を理解しながら学ぶことが重要です。

看護や医療などの分野の研究は、患者を対象としていることから**臨床研究**といいます。臨床研究は介入（実験）研究と観察研究に分かれ、以下のような実験方法（デザイン）があります。

**介入研究**には、実験対象の介入前後の変化を比較したり、介入の有無をグループ間で比較したりする方法があります。

**観察研究**には、観察対象を1回の観察から研究する**縦断研究**と、観察対象を複数回（時間を伴う）の観察から研究する**横断研究**があります。

さらに、現在から未来に向かってデータを集め研究していくことを**前向き研究**といい、過去のデータを集め研究していくことを**後ろ向き研究**といいます。特に疫学などの分野では、前向き研究を**コホート研究**、後ろ向き研究を**ケース・コントロール研究**ともいいます。

　研究のアプローチにはいくつか種類がありますが、統計を含む研究では、研究開始から論文作成までには、次のような統計的ステップがよく用いられます（図 1.2）。

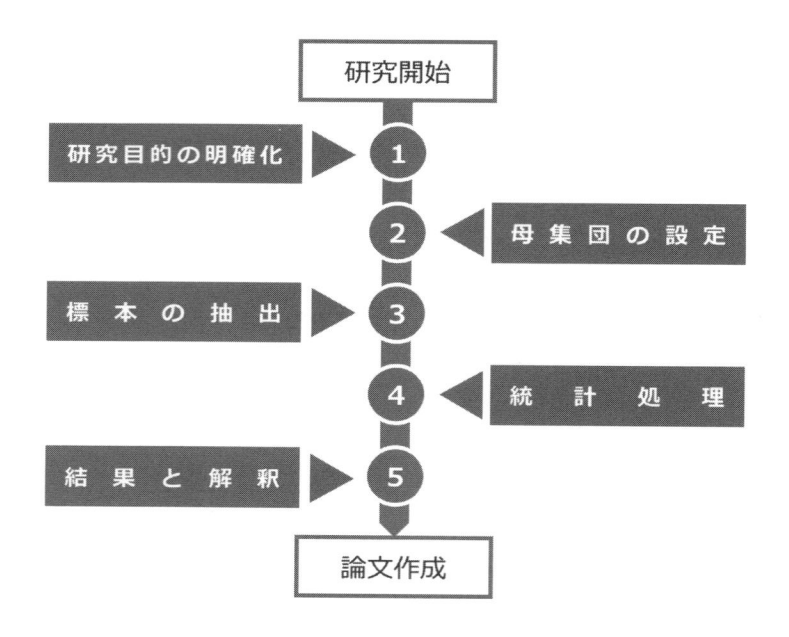

**図 1.2　研究の統計的ステップ**

　次に、それぞれの統計的ステップについて詳しく紹介します。

**ヒト
コト**　統計処理は、調査や研究で用いられるデータ解析のツールです。ある統計手法を使うことが目的となってはいけません。研究目的を示すために、それに適した統計処理を用いるということです。

## ❶－②－③－④－⑤　研究目的の明確化

**研究目的**とは、その研究において「何を示すのか？」、「何を明らかにするのか？」など、研究の目標のことです。統計を含む研究に限らず、研究目的を明確に決めることは非常に重要です。目的が明確でないと研究の方向性がぶれてしまい、何をしたらよいのかがわからなくなってしまいます。

研究目的の明確化は統計の分析でも同じことがいえます。研究目的を考えると同時に、扱う統計処理の性質を念頭におくと、研究の道筋がはっきりとしてきます。

**E.g.**　「本研究の目的は，●●と▲▲の関連性を示すことである.」
「本研究では，○○が△△に及ぼす影響について検討することを目的とした.」

## ①－❷－③－④－⑤　母集団の設定

**母集団**とは、研究対象全体のことです。得られた結論をどのような対象に対して述べるのかをはっきり設定しておく必要があります。

母集団には、集められるデータに限りがある**有限母集団**と、限りがない**無限母集団**があります（表 1.1）。有限母集団か無限母集団かは、統計の理論的な背景で重要となりますが、実際の研究では研究対象を無限母集団と考えます。

**E.g.**

### 表 1.1　母集団の例

| 研究対象 | 母集団（有限／無限） | |
|---|---|---|
| 患者満足度 | ある病院の患者 | 有限 |
| 内閣支持率 | 全国の有権者 | 有限 |
| サイコロの実験 | サイコロの出た目 | 無限 |
| 糖尿病患者の血糖値 | 測定した血糖値 | 無限 |

　研究や調査の方法には２種類あり、**全数調査**と**標本調査**があります。

　**全数調査**とは、母集団そのものを調査することをいいます。全数調査が可能であれば、母集団に対する推定などは必要なく、調査対象そのものの性質を表す統計的な値を得ることができます。

　しかし実際には全数調査は困難な場合が多いので、母集団から**標本**を無作為に取り出して（**無作為抽出**）、その標本に対して分析を行います。これを**標本調査**といいます。また、データの収集が限られている場合でも、無作為抽出をしたとみなすことがあります。

　標本は**サンプル**、無作為抽出は**ランダムサンプリング**ともいいます。

　このような情報を**データ**（観測データ）といい、さまざまな手段でデータの背景にある情報をとらえようとすることを**統計処理**や**データ解析**といいます。

**全数調査**

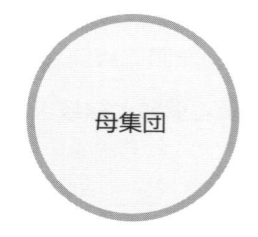

◀母集団そのものを分析する
　メリット：母集団の正確な特徴がわかる
　デメリット：調査に時間と費用がかかる

**標本調査**

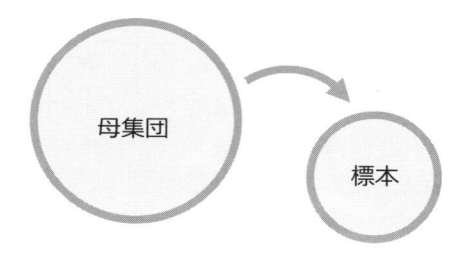

◀母集団から無作為に標本を抽出して分析する
　メリット：全数調査に比べ低コストで調査ができる
　デメリット：母集団の正確な特徴は推測するしかない

　データが得られたら、いきなり統計処理に進むのではなく、データのエラーチェックや外れ値の検出、欠損値の処理など、データの見直しが必要です。このようなデータの見直しを、**データのクリーニング**といいます。

　主な方法としては、グラフを描いてデータの全体的な確認をしたり、データの最大値や最小値、平均値や標準偏差などの基礎統計量と呼ばれる値が不自然な値になっていないかを確認します。

　データのクリーニングの次は、統計処理に進みます。

　統計処理で示せることは、ある程度決まっています。
　したがって、結果を考慮しながら研究の道筋を考えることが重要です。

　研究目的と合わせてよく用いられる統計処理には、次のような例があります（表 1.2）。

**表 1.2　研究目的と統計処理の例**

| 研究目的 | 統計処理 |
| --- | --- |
| 関係性・関連性を示す | 相関分析・独立性の検定 |
| グループ間で差を比較する | ｔ検定・比率の差の検定・分散分析 |
| 予測する・影響の大きさを調べる | 単回帰分析・重回帰分析 |
| 時系列データの予測・モデル化をする | 時系列分析 |
| 複数の変数の背後にある要因をみつける | 因子分析 |
| 複数の変数を総合して特徴を捉える | 主成分分析 |

おしえて先生！

データのクリーニングをすると、
作為的なデータになってしまうのでは？

お答えします

大丈夫です。クリーニングをしないと、かえって歪んだデータになってしまうことがあり、得られた分析結果に意味がなくなってしまいます。
特に測定データは、被験者がどんな状態のときのデータなのかをしっかり把握しておきましょう。安静時の測定値のつもりでも、実験の緊張で異常値が観測されてしまうことがよくあります。

**エラーチェック** ▶ 入力されたデータにミスがないかを確認します。主な方法として、データの最大値や最小値を求め、不自然な値になっていないかを確認します。

**外れ値** ▶ 観測されたデータにおいて、極端に大きな値や極端に小さな値を外れ値といいます。外れ値が分析結果に強い影響を与える場合は、外れ値を除いてから分析を行います。ある値が外れ値かどうかの判断は研究分野により異なります。

**欠損値** ▶ データ入力されていないセルの値を欠損値といいます。欠損値には主に2種類あり、未回答による欠損値と、非該当による欠損値があります。これらは区別して分析を行う必要があります。

# 表 1.3　データのクリーニング

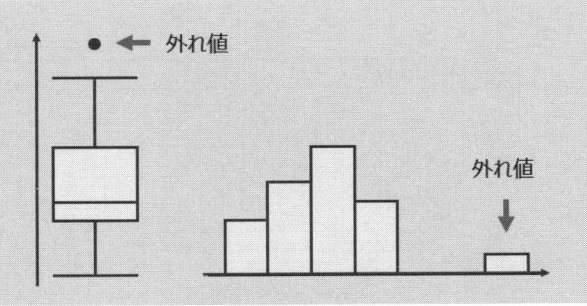

## エラーチェック

Q1．あなたの職業は？
1．学生　2．会社員　3．自営業　4．その他

| ID | Q1 |
| --- | --- |
| 001 | 1 |
| 002 | 33 | ← 入力ミスを発見
| 003 | 2 |
| 最小値 | 1 |
| 最大値 | 33 | → データの最大値から

## 外れ値

箱ひげ図、ヒストグラムなどから
外れ値を見つける

●← 外れ値

外れ値

## 欠損値

Q1．タバコを吸いますか？
1．はい　2．いいえ
Q2．Q1で　1．はい　と回答した人のみ回答
1日何本吸いますか？
1．1本以下　2．2〜10本　3．11本以上

| ID | Q1 | Q2 |
| --- | --- | --- |
| 001 | 1 | | ← 未回答による欠損値
| 002 | 1 | 2 |
| 003 | 2 | | ← 非該当による欠損値

　統計処理の結果の読み取りや解釈は慎重に行わなければなりません。誤った解釈のまま論文の「考察」に進んでしまうと、その「考察」に意味がなくなってしまいます。

　統計ソフトを利用した場合は、出力結果の読み取り方をしっかりとおさえておきます。特に、第3章以降で扱う統計的仮説検定では、「帰無仮説」を確認しながら解釈することがコツです。

統計ソフトには、SPSS、SAS、R などいろいろなソフトがあります。
表計算ソフトの Excel でできる統計処理もありますが、手順が複雑です。
本書では SPSS を利用して統計処理を行います。

<u>SPSS の出力結果の例</u>

**相関**

| | | 空腹時血糖値 | HbA1c_NGSP |
|---|---|---|---|
| 空腹時血糖値 | Pearson の相関係数 | 1 | .912** |
| | 有意確率 (両側) | | .000 |
| | 度数 | 24 | 24 |
| HbA1c_NGSP | Pearson の相関係数 | .912** | 1 |
| | 有意確率 (両側) | .000 | |
| | 度数 | 24 | 24 |

←この数値の意味は何？
←こっちの数値の意味は？

**. 相関係数は 1% 水準で有意 (両側) です。

↑
この文章の意味は何？

## 1.4 使いどころ！ 統計の位置づけ

　統計は、主に研究の過程で"何かを調べるための手段や道具"として利用されます。
さらに、研究論文には、分析で用いた統計手法を論文の「方法」のところに、分析で得られ
た統計的な値を論文の「結果」のところに記述します（図 1.3）。

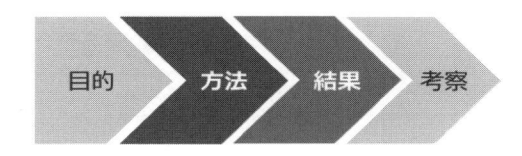

**図 1.3　研究における統計の位置づけ**

　次に、統計で扱われるデータの種類と、データの特徴を示す基本的な統計量の
求め方について紹介します。

時代の最先端を行く統計処理を使いたいです。

難しい統計手法や最新の統計処理を用いたからといって、
よい結果が得られるわけではありません。

データにはさまざまな種類があります（図 1.4）。さらに統計では、より詳しくデータの特徴を分類する**尺度（尺度水準）**と呼ばれる基準があります。

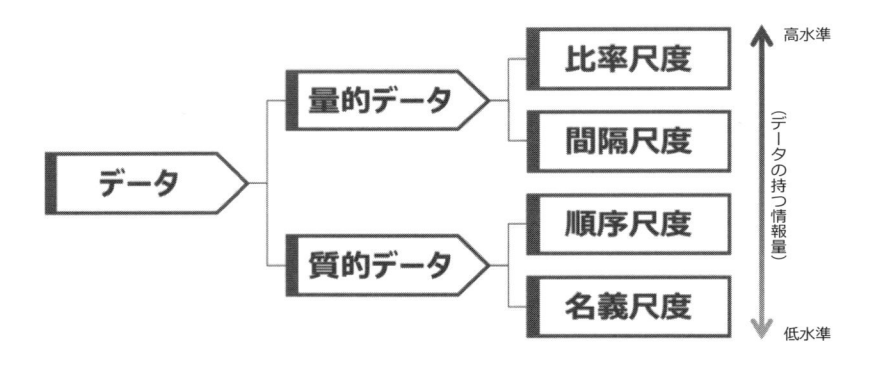

**図 1.4　データの性質とデータの尺度**

研究の目的に応じて、どの尺度のデータを取るかが重要です。
尺度が高水準であるほどデータの持っている情報量が多く、分析によってより詳しいことがわかりますが、必ずしも高水準でデータを取る必要はありません。

**ヒトコト**　比率尺度は、比例尺度、比尺度ともいいます。

尺度には、持っている情報量の順に

名義尺度 ＜ 順序尺度 ＜ 間隔尺度 ＜ 比率尺度

の４種類があります。情報量の多い尺度のデータほど、より詳細な性質がわかります。
　それぞれの尺度については、次の通りです（表 1.4）。

**表 1.4　尺度と看護系の例**

**名義尺度**
単にあるものを区別するための名前や数のことをいいます。
　例：性別、カルテの ID、病室の番号　など
　例：あなたの職業は？
　　　1. 学生　　2. 会社員　　3. 自営業　　4. その他

**順序尺度**
大小関係のみに意味を持つ数のことをいいます。
　例：看護サービスに満足していますか？
　　　1. 不満　　2. やや不満　　3. やや満足　　4. 満足

**間隔尺度**
名義尺度と順序尺度に加え、数値の和や差が意味を持つが、
積や商は意味を持たない数のことをいいます。
　例：体温、痛みの評価シート、うつ度チェック　など

**比率尺度**
名義尺度と順序尺度と間隔尺度に加え、絶対的な原点が存在する数の
ことをいいます。
　例：身長、体重、血圧、コレステロール値、血糖値　など

　統計処理の第一歩はデータの要約です。要約することでデータの特徴をとらえることができます。データの特徴を表す値を**基礎統計量**や**要約統計量**といいます。

　基礎統計量はデータの中心となる位置を示す**中心傾向**と、データの範囲を示す**バラツキ**に分けられます（表 1.5）。

**表 1.5　主な基礎統計量**

| 指標 | 基礎統計量 |
| --- | --- |
| 中心傾向 | 平均値、中央値、最頻値 |
| バラツキ | 分散、標準偏差、四分位範囲 |

　これらの統計量の中でよく用いられるのは、平均値、中央値、分散、標準偏差です。次に、それぞれの詳しい求め方について紹介します。

 **最頻値**とは、データの中で最も頻繁に出現する値のことです。データの中にその値がたくさん含まれていることから、データが持つ特徴の 1 つと解釈できます。主に、質的データに対して求められる統計量です。
**四分位範囲**とは、データの散らばり具合を表す指標です。データを大きさの順に並べたとき、25%〜75%の範囲に、データの約 50%が含まれていることを意味しています。論文では、中央値と合わせて記述します。
データの偏りを示す**バイアス**と呼ばれる概念もあります。実験などでデータを取る際は、バイアスが出ないような工夫が必要です。

**基礎統計量の計算**

　ここでは基礎統計量の平均値、中央値、分散、標準偏差を、それぞれ定義式を確認しながら求めてみます。

　基礎統計量は、主に

中心傾向　▶　バラツキ

の順で求めます。ここでは次の手順で基礎統計量を計算します（図 1.5）。

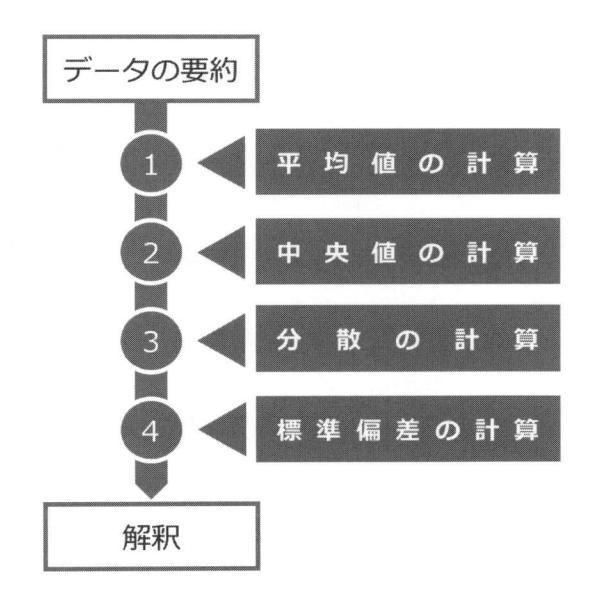

**図 1.5　基礎統計量の計算手順**

　求めるべき基礎統計量はデータの性質によって、ある程度異なります。詳しくは第 2 章で紹介します。

 標本における平均値、中央値、分散、標準偏差は、**記述統計**ともいいます。

# ■ サンプルデータ❶

**【分析目的】** ここでの分析目的は、

・男性糖尿病患者の BMI の平均値

・女性糖尿病患者の血糖値の中央値

・男性糖尿病患者の血糖値の中央値

・糖尿病患者の年齢の分散と標準偏差

を調べることです。

**【データ】** 次のデータは、B病院の 11 人の糖尿病患者の年齢、性別、BMI、血糖値、収縮期血圧、総コレステロール値を測定したものです（表 1.6）。

**表 1.6　糖尿病患者 11 人の測定値**

| カルテNo. | 年齢 | 性別 | BMI | 血糖値 | 血圧 | 総コレステロール |
|---|---|---|---|---|---|---|
| 1 | 55 | 女性 | 27.4 | 186 | 160 | 326 |
| 2 | 46 | 男性 | 29.1 | 131 | 147 | 257 |
| 3 | 58 | 男性 | 30.4 | 145 | 145 | 341 |
| 4 | 34 | 女性 | 25.6 | 156 | 120 | 144 |
| 5 | 45 | 男性 | 28.2 | 145 | 131 | 414 |
| 6 | 41 | 女性 | 38.1 | 211 | 124 | 370 |
| 7 | 31 | 女性 | 26.6 | 145 | 145 | 125 |
| 8 | 39 | 男性 | 22.8 | 143 | 119 | 208 |
| 9 | 62 | 男性 | 34.8 | 231 | 143 | 426 |
| 10 | 45 | 男性 | 17.9 | 131 | 124 | 158 |
| 11 | 50 | 女性 | 35.2 | 115 | 126 | 230 |

＊BMI：身長あたりの体重指数＝体重（Kg）÷身長（m$^2$）
BMI が 25 以上の場合を肥満と判定します。

　ある変数の $N$ 個のデータ $x_1, x_2, \cdots, x_N$ があったとき、**平均値 $\bar{x}$** は、次のように定義されます。

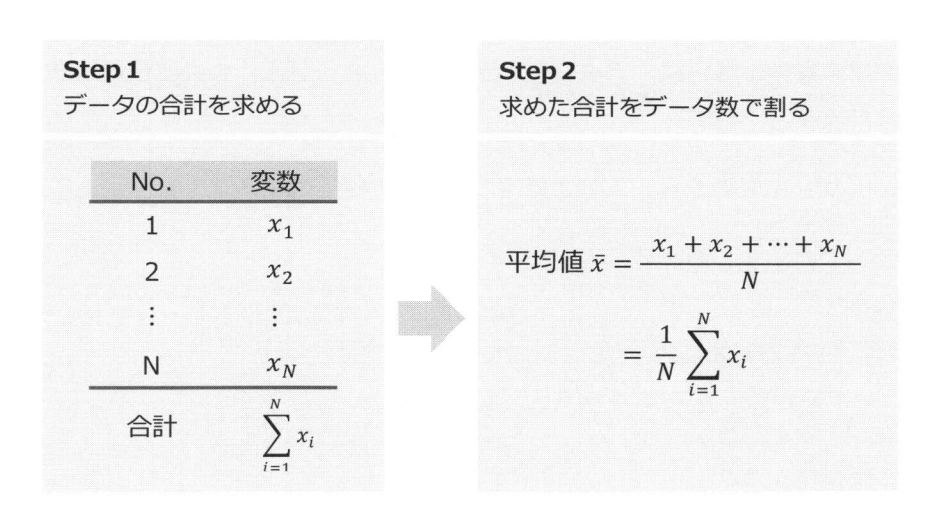

**Step 1**
データの合計を求める

| No. | 変数 |
| --- | --- |
| 1 | $x_1$ |
| 2 | $x_2$ |
| ⋮ | ⋮ |
| N | $x_N$ |
| 合計 | $\displaystyle\sum_{i=1}^{N} x_i$ |

**Step 2**
求めた合計をデータ数で割る

$$\text{平均値 } \bar{x} = \frac{x_1 + x_2 + \cdots + x_N}{N}$$

$$= \frac{1}{N}\sum_{i=1}^{N} x_i$$

**図 1.6　平均値の定義**

　この定義式を用いて、表 1.6 の「男性糖尿病患者 6 人の BMI の平均値 $\bar{x}$」を求めてみると、

$$\bar{x} = \frac{x_1 + x_2 + \cdots + x_N}{N}$$

$$= \frac{29.1 + 30.4 + 28.2 + 22.8 + 34.8 + 17.9}{6}$$

$$= 27.2$$

となります。

　データの中心傾向を示す平均値が 27.2 ということから、6 人の患者はやや肥満傾向にあると解釈できます。

**中央値**の定義は、データ数が偶数個か奇数個かで計算方法が異なります。

### データ数が奇数個の場合

データ数が奇数個の場合は、データを大きさの順に並び替え、中央に位置する値が中央値となります。

表 1.6 の「女性糖尿病患者 5 人の血糖値の中央値」を求めてみます。

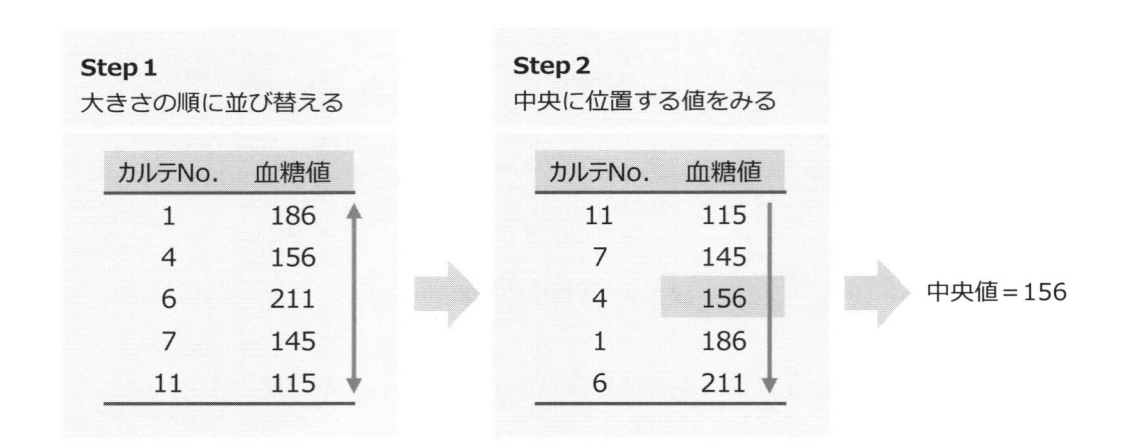

**図 1.7　データ数が奇数個の場合の中央値の求め方**

中央値が 156 なので、血糖値がかなり高めの人が多いと解釈できます。

　空腹時血糖値の正常値は、おおよそ 100mg/dL といわれています。

## データ数が偶数個の場合

データ数が偶数個の場合は、データを大きさの順に並び替え、中央に位置する2つの値の平均値が中央値となります。

表1.6の「男性糖尿病患者6人の血糖値の中央値」を求めてみます。

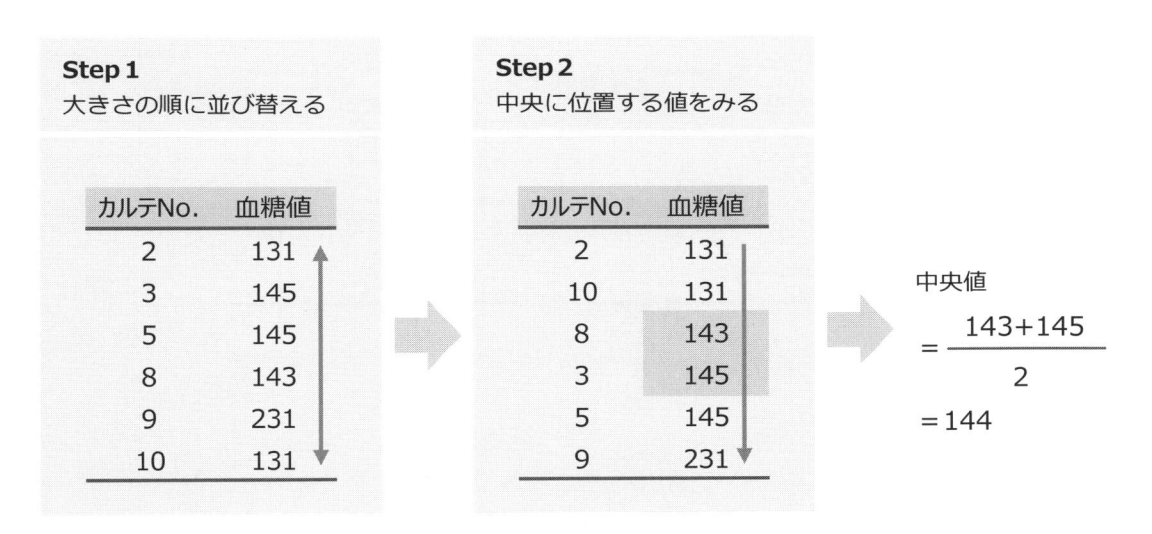

**図1.8　データ数が偶数個の場合の中央値の求め方**

中央値が144なので、血糖値が高めの人が多いと解釈できます。

中心傾向を示す統計量として、どのようなデータのときに平均値または中央値が適しているかについては第2章で紹介します。

**E**xcel では…　　平均値を求めるときは、[AVERAGE] 関数を使います。
中央値を求めるときは、[MEDIAN] 関数を使います。

　**分散**や標準偏差は平均値からのバラツキを表す統計量です。データが平均値から
どのくらい離れているのかを表しています。

　分散を求めるには**偏差**を用います。偏差とは、各データと平均値との差のこと
です（図 1.9）。

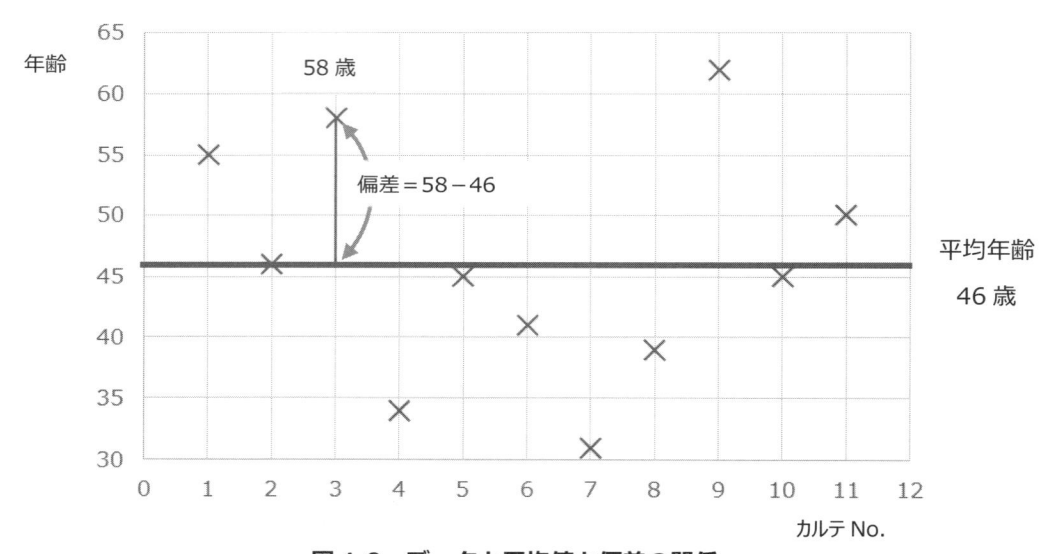

**図 1.9　データと平均値と偏差の関係**

　偏差は合計すると 0 になります。

この偏差を用いて分散を表します。

ある変数の $N$ 個のデータ $x_1, x_2, \cdots, x_N$ があったとき、分散 $s^2$ は次のように定義されます。

<table>
<tr><td>

**Step 1**
偏差の 2 乗和を求める

| No. | 変数 | 偏差の 2 乗 |
|-----|------|-------------|
| 1 | $x_1$ | $(x_1 - \bar{x})^2$ |
| 2 | $x_2$ | $(x_2 - \bar{x})^2$ |
| ⋮ | ⋮ | ⋮ |
| N | $x_N$ | $(x_N - \bar{x})^2$ |
| 合計 | | $\displaystyle\sum_{i=1}^{N}(x_i - \bar{x})^2$ |

</td><td>

**Step 2**
求めた偏差の 2 乗和を $N-1$ で割る

分散 $s^2$

$$= \frac{(x_1 - \bar{x})^2 + (x_2 - \bar{x})^2 + \cdots + (x_N - \bar{x})^2}{N-1}$$

$$= \frac{1}{N-1}\sum_{i=1}^{N}(x_i - \bar{x})^2$$

</td></tr>
</table>

**図 1.10　分散の定義**

偏差には「＋」や「－」の符号がついて扱いにくいため、2 乗することで計算しやすくしています。そして、それらの和を求めます。
このとき、2 乗和を「$N$」で割るか「$N-1$」で割るかの 2 通りの考え方があります。
偏差の絶対値を使った平均絶対偏差という考え方もあります。

この定義式を用いて、表 1.6 の「糖尿病患者 11 人の年齢の分散 $s^2$ 」を求めてみます。

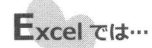 では…　分散を求めるときは、[VAR.S] 関数を使います。
標準偏差を求めるときは、[STDEV.S] 関数を使います。

まず、各データの「年齢の偏差」と「偏差の 2 乗」を計算すると、次のようになります（表 1.7）。

表 1.7　偏差と偏差の 2 乗の計算

| カルテNo. | 年齢 | 年齢の偏差<br>（年齢 − 平均年齢） | | 偏差の 2 乗 | |
|---|---|---|---|---|---|
| 1 | 55 | $55-46 =$ | 9 | $(55-46)^2 =$ | 81 |
| 2 | 46 | $46-46 =$ | 0 | $(46-46)^2 =$ | 0 |
| 3 | 58 | $58-46 =$ | 12 | $(58-46)^2 =$ | 144 |
| 4 | 34 | $34-46 =$ | $-12$ | $(34-46)^2 =$ | 144 |
| 5 | 45 | $45-46 =$ | $-1$ | $(45-46)^2 =$ | 1 |
| 6 | 41 | $41-46 =$ | $-5$ | $(41-46)^2 =$ | 25 |
| 7 | 31 | $31-46 =$ | $-15$ | $(31-46)^2 =$ | 225 |
| 8 | 39 | $39-46 =$ | $-7$ | $(39-46)^2 =$ | 49 |
| 9 | 62 | $62-46 =$ | 16 | $(62-46)^2 =$ | 256 |
| 10 | 45 | $45-46 =$ | $-1$ | $(45-46)^2 =$ | 1 |
| 11 | 50 | $50-46 =$ | 4 | $(50-46)^2 =$ | 16 |
| 平均値 = 46 | | 合計 = | 0 | 合計 = | 942 |

したがって、「糖尿病患者 11 人の年齢の分散 $s^2$」は、

$$s^2 = \frac{(x_1 - \bar{x})^2 + (x_2 - \bar{x})^2 + \cdots + (x_N - \bar{x})^2}{N - 1}$$

$$= \frac{81 + 0 + 144 + 144 + 1 + 25 + 225 + 49 + 256 + 1 + 16}{11 - 1}$$

$$= 94.2$$

となります。

しかし、この単位に注目すると、年齢の分散は 94.2 歳$^2$ となってしまいます。

　分散の解釈には注意が必要です。分散はデータのバラツキを表す統計量ですが、計算過程で 2 乗されるため、<u>求めた値の単位も 2 乗されてしまいます</u>。この例では、年齢の分散は「94.2 歳$^2$」となり、解釈ができません。

　そこで、<u>単位を戻すために、分散の平方根をとった</u>**標準偏差** $s$ <u>が用いられます</u>。

　標準偏差 $s$ は、次のように定義されます。

$$標準偏差\ s = \sqrt{分散}$$

　したがって、「糖尿病患者 11 人の年齢の標準偏差 $s$」は、

$$s = \sqrt{分散} = \sqrt{94.20} \approx 9.71\ （歳）$$

となります。

　求めた平均値や分散はデータの特徴を表します。

　論文やレポートでは「**平均値±標準偏差**」と記述します。これは、「平均値－標準偏差」と「平均値＋標準偏差」の範囲に、データの約 68%が含まれていることを示す指標です。したがって、残りの約 32%のデータは、「平均値－標準偏差」より小さい、または「平均値＋標準偏差」より大きいということです。

　この例では、論文の調査対象に

　本調査ではＢ病院の糖尿病患者 11 名（性別：男性 6 名、女性 5 名、年齢：46±9.71 歳）を対象とした。

などと記述されます。

　つまり、患者の約 68%は 36～56 歳の中年層であったと解釈することができます。

**問題 1**　表 1.6 のデータを用いて、BMI、血糖値、血圧、総コレステロールの平均値、中央値、分散、標準偏差を求めて、下の表 1.8 へ記入しましょう。

**表 1.8　各変数の基礎統計量**

| | BMI | 血糖値 | 血圧 | 総コレステロール |
|---|---|---|---|---|
| 平均値 | | | | |
| 中央値 | | | | |
| 分散 | | | | |
| 標準偏差 | | | | |

# 第 2 章

# 1 変数データの統計処理って？

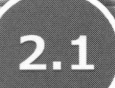

## 2.1 どういうこと？ 1変数データの統計処理

　統計処理の対象となっているデータの名前、例えば年齢や性別を、**変数**または**変量**と呼びます。そして、データを集計して、ある1つの変数の特徴をとらえることを1変数データの統計処理といいます。

　　　　1つの変数の特徴をとらえるというのは、
　　　　具体的に、何をすればいいのですか？

　　　　ある1つの変数について基礎統計量を求めることが、
　　　　その1変数データの特徴をとらえるということです。

　分析する変数の尺度の性質によっても、求めるべき基礎統計量は異なります。また、グラフを使って視覚的に表現するときも、変数の性質に適した表現方法を用いることが重要です。

　この章では、1変数データの性質に適した基礎統計量とグラフについて紹介します。

## 流れをつかむ！ 1変数の質的データ

まず、1変数の質的データについて扱います。

質的データを使った1変数データの分析には、基礎統計量の計算、度数分布表の作成、棒グラフ・円グラフの作成などがあります。

1変数の質的データの分析は、次の手順で進めます（図2.1）。

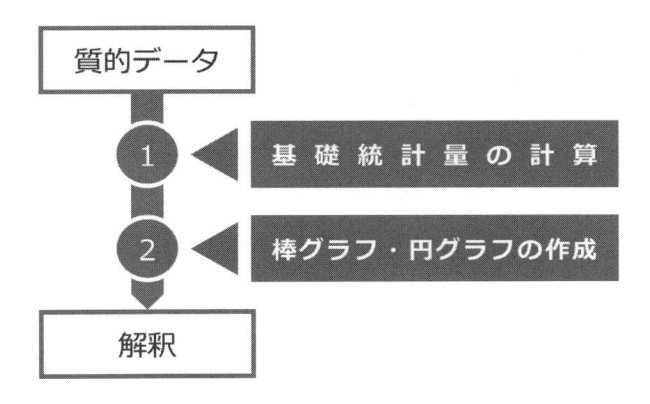

**図2.1　1変数の質的データの分析手順**

## **1 – 2　基礎統計量の計算**

ここではまず、質的データに適した基礎統計量と、その特徴について紹介します。

### 質的データの基礎統計量

質的データは名義尺度と順序尺度の水準に分かれ、それぞれに適した基礎統計量は次の通りです（表 2.1）。

**表 2.1　名義尺度・順序尺度に適した基礎統計量**

|  | 中心傾向 | バラツキ |
| --- | --- | --- |
| **名** 義尺度 | 最頻値 | なし |
| **順** 序尺度 | 最頻値、中央値 | なし |

名義尺度は、順序や間隔などがないため、中心傾向を表す統計量としては、最頻値しか意味を持ちません。また同じ理由でバラツキの概念もありません。

順序尺度は、順序があるため中央値が意味を持ちます。最頻値よりも中央値の方が情報量が多いため、よく利用されます。バラツキは、データの間隔に意味がないため分散や標準偏差は一般的には用いられません。

 順序尺度でデータ間が等間隔とみなせる場合は、分散や標準偏差を求めることがあります。

## 質的データの度数分布表

　たくさんのカテゴリに分かれていたり層構造を持った質的データの場合、データの特徴をグラフで表現しようとすると、かえって特徴がわかりにくくなることがあります。

　そのようなときは、**度数分布表**を利用して、データをまとめます。

　**度数**とは**階級**（カテゴリ）ごとに含まれるデータの個数のことです。度数分布表は、各階級の度数と、全体における各階級の度数の割合を**相対度数**で示した表です。

　次の例は、肝臓病のステージ（重症度）ごとの度数分布表です（表 2.2）。

**表 2.2　質的データの度数分布表**

E.g.

| 肝臓病 | 度数（人） | 相対度数 | | |
|---|---|---|---|---|
| ステージⅠ | 11 | 18% | ← | 11/60 = 0.18 |
| ステージⅡ | 13 | 22% | ← | 13/60 = 0.22 |
| ステージⅢ | 9 | 15% | ← | 9/60 = 0.15 |
| ステージⅣ | 15 | 25% | ← | 15/60 = 0.25 |
| ステージⅤ | 12 | 20% | ← | 12/60 = 0.20 |
| 合計 | 60 | 100% | | |

　この例では、度数からは「ステージⅣの患者が、15 人と最も多い」、相対度数からは「ステージⅠ～Ⅱの患者が 40%を占めている」などと読み取ります。

Excel では…　度数分布表とヒストグラムを求めるときは、［データ］のタブの中の［データ分析］をクリックし、［分析ツール］の中の［ヒストグラム］を使います。

なぜ度数分布表は質的データのときだけなんですか？
量的データじゃだめなんですか？

度数分布表は、カテゴリごとの度数を表にしているからです。
量的データは連続したデータなので、各数値をカテゴリとして扱うと
膨大なカテゴリ数になってしまい、度数分布表の解釈が困難になって
しまいます。

量的データ（または順序尺度以上）で度数分布表を作成するときは、
データを階級（カテゴリ）ごとに分けてから作成します。

例えば、量的データである 100 人の年齢（10 歳〜59 歳）を年代ごとに階級に分けて、
度数分布表を作成すると、次のようになります（表 2.3）。

**表 2.3　年齢の度数分布表**

| | 年代 | 階級 | 階級値 | 度数 | 相対度数 | 累積度数 | 累積相対度数 |
|---|---|---|---|---|---|---|---|
| **E.g.** | 10代 | 10〜19 | 14.5 | 10 | 10% | 10 | 10% |
| | 20代 | 20〜29 | (20+29)/2 | 27 | 27/100 | 10+27 | (10+27)/100 |
| | 30代 | 30〜39 | 34.5 | 18 | 18% | 55 | 55% |
| | 40代 | 40〜49 | 44.5 | 33 | 33% | 88 | 88% |
| | 50代 | 50〜59 | 54.5 | 12 | 12% | 100 | 100% |
| | 合計 | | | 100 | 100% | | |

## 名義尺度と順序尺度の特徴

表 2.1 の名義尺度と順序尺度のバラツキを表す基礎統計量の "なし" というのは、次の表 2.4 のように分散や標準偏差そのものは計算して求めることはできますが、得られた値に意味がないため解釈ができないということです。

質問：あなたの職業はどれですか？

　1．正社員　2．アルバイト　3．派遣　4．学生　5．その他

この名義尺度のデータを、**コード化**（文字列から数値へ変換すること）して、次のようにコードで入力します（表 2.4）。

### 表 2.4　回答のコード化と基礎統計量

| 回答者No. | 職業 | コード | 回答者No. | 職業 | コード |
|---|---|---|---|---|---|
| 1 | 正社員 | 1 | 6 | 派遣 | 3 |
| 2 | 派遣 | 3 | 7 | 正社員 | 1 |
| 3 | 派遣 | 3 | 8 | 学生 | 4 |
| 4 | 学生 | 4 | 9 | アルバイト | 2 |
| 5 | アルバイト | 2 | 10 | 派遣 | 3 |
| | | | 最頻値 | | 3.00 |
| | | | 分散 | | 1.16 |
| | | | 標準偏差 | | 1.07 |

このコード化されたデータの最頻値は 3.00 なので、回答者の職業は「派遣」が多いと解釈できます。一方、分散が 1.16、標準偏差が 1.07 と計算できましたが、データの散らばり具合が 1.16 や 1.07 というのは解釈することができません。

平均値も 2.60 と求められますが、回答者の平均職業が 2.60 であっても意味がないため解釈できません。

## 2 つのカテゴリを持つ名義尺度データを 2 値データへ

　名義尺度や順序尺度を扱う場合、文字列データでは計算ができないので、
まずコード化をして数値データに変換します。特に 2 つのカテゴリを持つ名義尺度は、
**2 値データ**といい、**0** と **1** へコード化をします（図 2.2）。

| E.g. | カルテNo. | 性別 | 症状 | | | カルテNo. | 性別 | 症状 |
|---|---|---|---|---|---|---|---|---|
| | 1 | 女性 | あり | 女性：0 男性：1 | | 1 | 0 | 1 |
| | 2 | 男性 | なし | | → | 2 | 1 | 0 |
| | 3 | 男性 | あり | | | 3 | 1 | 1 |
| | 4 | 女性 | なし | 症状なし：0 症状あり：1 | | 4 | 0 | 0 |
| | 5 | 男性 | なし | | | 5 | 1 | 0 |

**図 2.2　2 値データのコード化**

　2 値データを 0 と 1 にコード化することによって、平均値が 1 の割合として解釈すること
ができます（表 2.5）。

**表 2.5　コード化された 2 値データの平均値**

| カルテNo. | 性別 | 症状 |
|---|---|---|
| 1 | 0 | 1 |
| 2 | 1 | 0 |
| 3 | 1 | 1 |
| 4 | 0 | 0 |
| 5 | 1 | 0 |
| 平均値 | 0.6 | 0.4 |

　この例では、性別の平均値 0.6 は「このデータの 60%が男性を占めている」を表し、
症状の平均値 0.4 は「このデータの 40%の人に症状がある」と解釈できます。

### 順序尺度データを量的データへ

　順序尺度を持つデータの中には、次の図のように、量的データとみなして、分析できる場合があります。

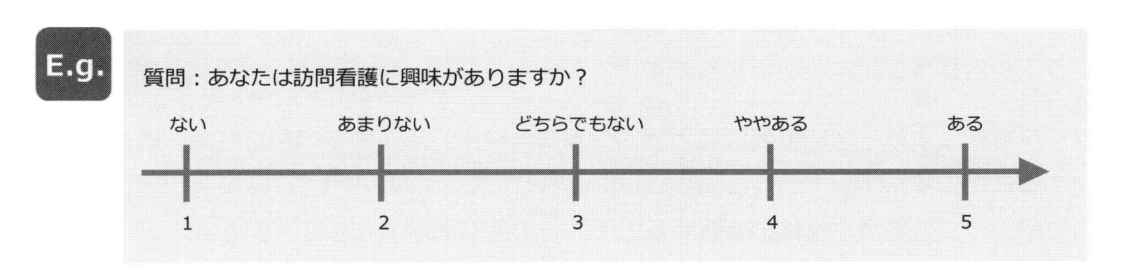

**図 2.3　5段階の順序尺度**

　この場合「3. どちらでもない」が原点に相当します。各回答の間隔が等しいとみなせば、この順序データを量的データとして扱うことができます。

　量的データとして扱えるということは、平均値に意味が出てきます（表 2.6）。

**表 2.6　2値データの平均値の解釈**

| 回答者No. | 回答 | コード |
| --- | --- | --- |
| 1 | ない | 1 |
| 2 | ない | 1 |
| 3 | ややある | 4 |
| 4 | あまりない | 2 |
| 5 | ない | 1 |
| 平均値 | | 1.80 |

　この例では、平均値が 1.80 であることから、訪問看護に興味がないという傾向の回答が多いと解釈できます。

　標準偏差についても解釈できますが、あまり使われません。

　ここでは、質的データの特徴を視覚的に表現するときに適したグラフについて紹介します。

　質的データを扱う場合、主に各カテゴリの度数や比率などに興味があるので、**棒グラフ**や**円グラフ**がよく利用されます。

　グラフを作成するときに重要なことは、グラフのタイトル、軸ラベル、凡例、単位を明記することです。

　特に円グラフの場合、全体の度数や各カテゴリの度数も明記します（図2.4）。

**E.g.**

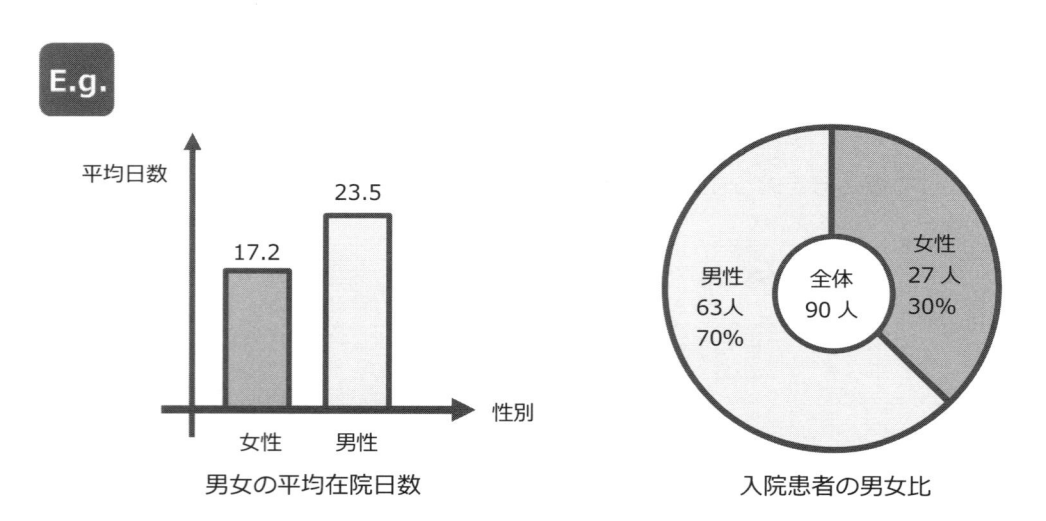

図 2.4　棒グラフと円グラフの例

　性別の場合、カテゴリは女性や男性のことです。

## 2.3 流れをつかむ！ 1変数の量的データ

次に、1変数の量的データについて扱います。

量的データを使った1変数データの分析には、基礎統計量の計算、ヒストグラムの作成などがあります。

1変数の量的データの分析は、次の手順で進めます（図2.5）。

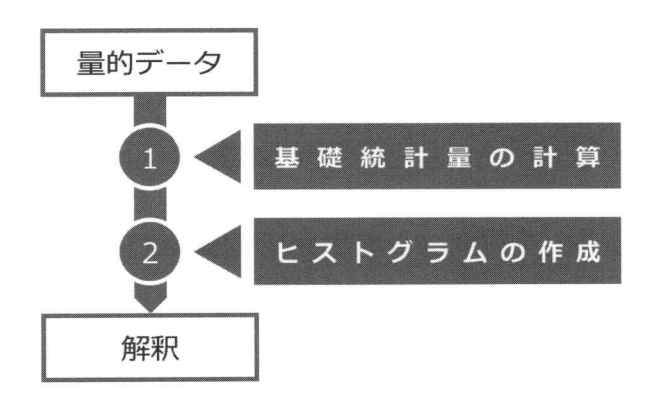

**図 2.5　1 変数の量的データの分析手順**

　ここでは、量的データに適した基礎統計量について紹介します。

　量的データは間隔尺度と比率尺度の水準に分けられますが、それぞれに適した基礎統計量は同じものが用いられます（表 2.7）。

**表 2.7　間隔尺度・比率尺度に適した基礎統計量**

|  | 中心傾向 | バラツキ |
|---|---|---|
| 間 隔尺度 | 最頻値<br>中央値 | 分散 |
| 比 率尺度 | 平均値 | 標準偏差 |

　量的データの中心傾向は、中央値や最頻値よりも情報量の多い平均値がよく利用されます。

　平均値の方が情報量が多いというのは、平均値を求める際に、中央値や最頻値に比べて、より多くのデータを用いているということです。

　また量的データのバラツキは、質的データの場合と異なり、分散や標準偏差が意味を持つようになります。そのため、平均値と合わせて利用されます。

　論文では、量的データの中心傾向とバラツキを合わせた指標として、「平均値±標準偏差」の表現が使われます。

　ここでは、量的データの特徴を視覚的に表現するときに適した**ヒストグラム**と呼ばれるグラフについて紹介します。

　ヒストグラムは、**x軸に階級**、**y軸に度数**をとったグラフです（図2.6）。棒グラフによく似ていますが、棒グラフとヒストグラムの大きな違いは、ヒストグラムは棒と棒の間が空かず、並び順が決まっているということです。

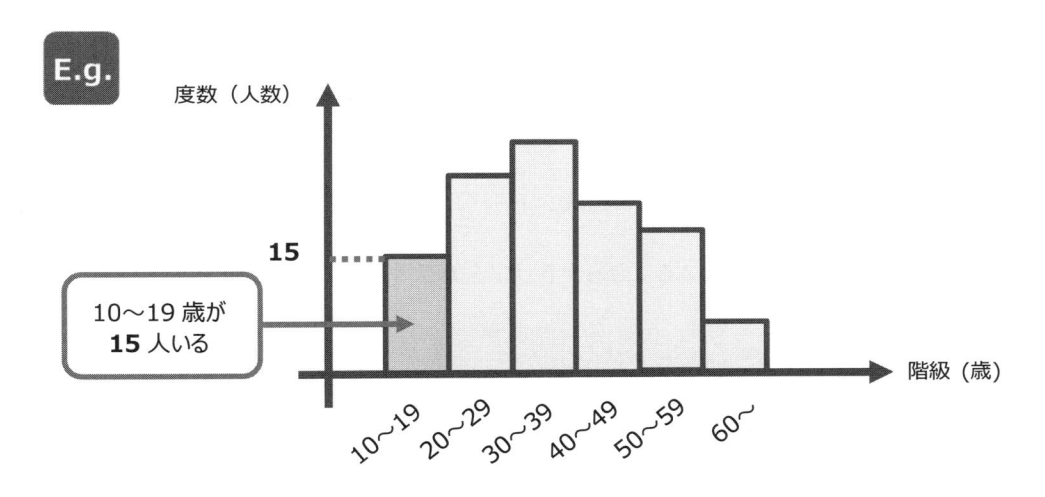

**図2.6　B病院の外来準者のヒストグラム**

 データの分布を知ることは、正しい分析手法を適用するうえで、とても重要です。

# 2.4 ヒストグラムの作り方

　ヒストグラムは、表計算ソフト Excel や統計ソフト SPSS を利用すると簡単に作成することができます。ここでは、SPSS を使ったヒストグラムの作り方を紹介します。

## ■ サンプルデータ❷

【**分析目的**】ここでの分析目的は、ヒストグラムを作成して、血清ナトリウムの測定値がどのように分布しているかを調べることです。

【**データ**】次のデータは、患者 50 人の血清ナトリウム値（mEq/L）です（表 2.8）。

表 2.8　血清ナトリウムの測定値

| ID | 血清ナトリウム値 | ID | 血清ナトリウム値 | ID | 血清ナトリウム値 |
|----|----|----|----|----|----|
| 001 | 112 | 018 | 137 | 035 | 147 |
| 002 | 114 | 019 | 139 | 036 | 148 |
| 003 | 123 | 020 | 139 | 037 | 150 |
| 004 | 124 | 021 | 140 | 038 | 150 |
| 005 | 127 | 022 | 140 | 039 | 151 |
| 006 | 128 | 023 | 140 | 040 | 151 |
| 007 | 128 | 024 | 141 | 041 | 151 |
| 008 | 129 | 025 | 143 | 042 | 153 |
| 009 | 130 | 026 | 143 | 043 | 157 |
| 010 | 130 | 027 | 144 | 044 | 157 |
| 011 | 130 | 028 | 144 | 045 | 158 |
| 012 | 133 | 029 | 144 | 046 | 159 |
| 013 | 134 | 030 | 145 | 047 | 165 |
| 014 | 134 | 031 | 145 | 048 | 165 |
| 015 | 136 | 032 | 145 | 049 | 168 |
| 016 | 136 | 033 | 146 | 050 | 171 |
| 017 | 137 | 034 | 146 | | |

## SPSS　ヒストグラムの作り方

**手順 1**　表 2.8 の血清ナトリウムの測定値のデータを SPSS へ入力します。

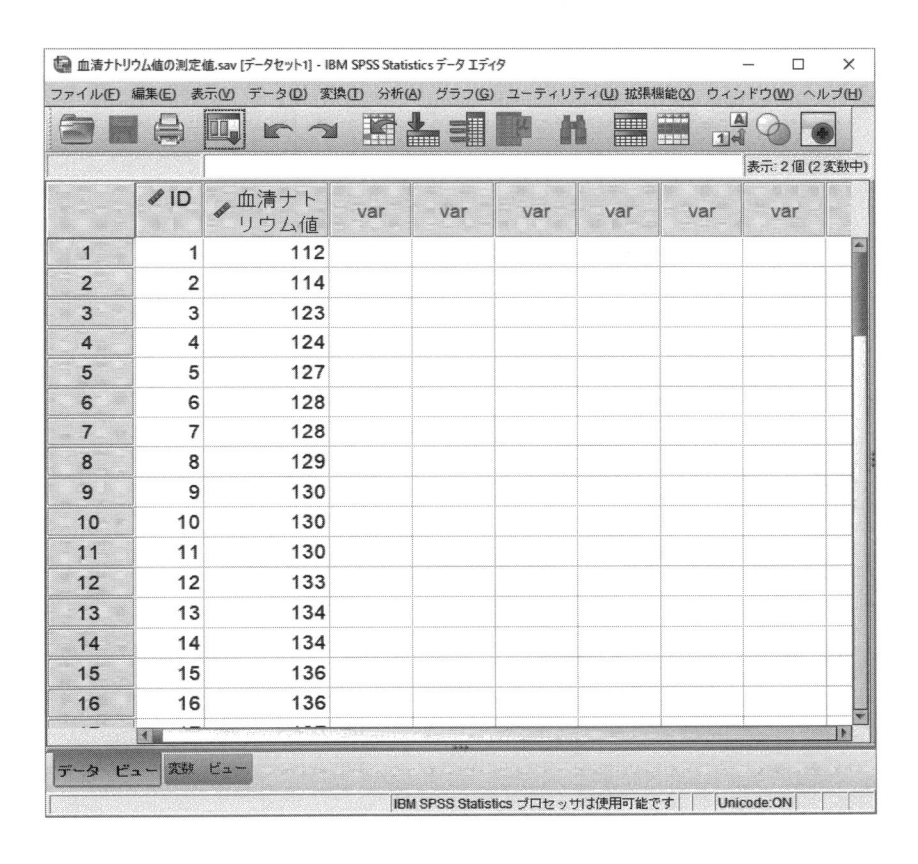

SPSS は画面左下にある［データビュー］タブと［変数ビュー］タブが特徴の 1 つです。［データビュー］はデータの入力、［変数ビュー］は変数に関する設定に利用します。

**手順❷** ［分析］メニュー ▶ ［記述統計］ ▶ ［度数分布表］を選択します。

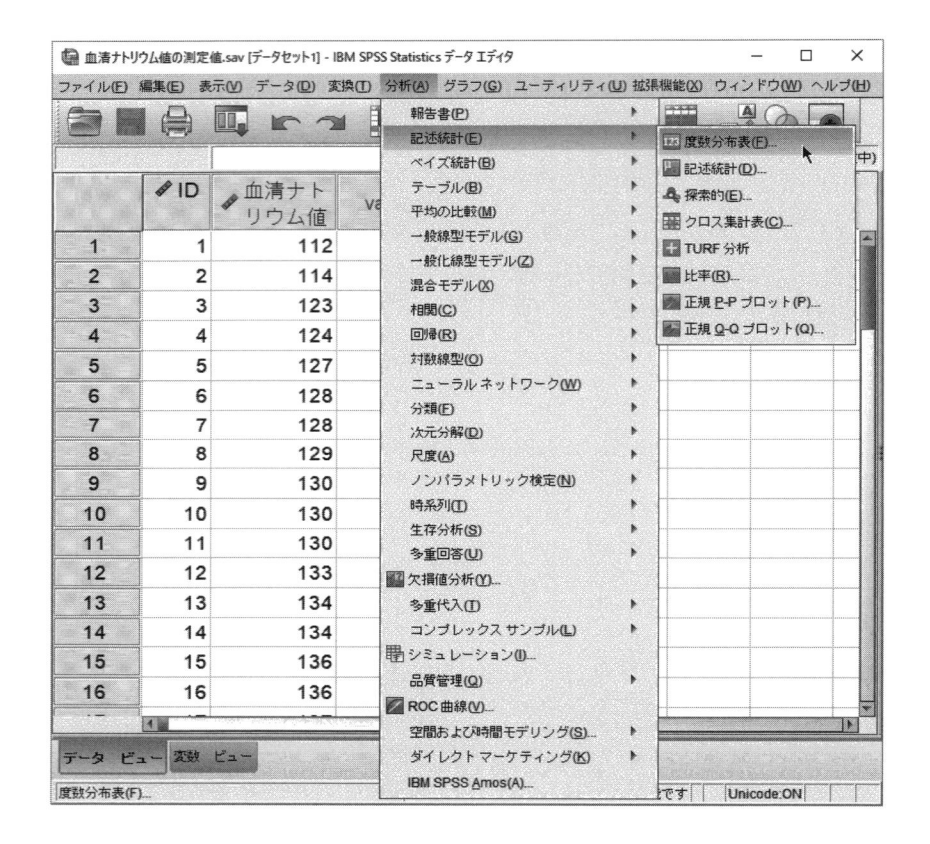

 SPSS でヒストグラムを作成する方法はいくつかありますが、
この［度数分布表］から簡単に作ることができます。
なお、分析メニューに表示される項目は、SPSS のオプションソフトによって
異なります。

**手順3** 「血清ナトリウム値」 ▶ ［変数］へ移動します。

　　　　［度数分布表の表示］のチェックを外します。

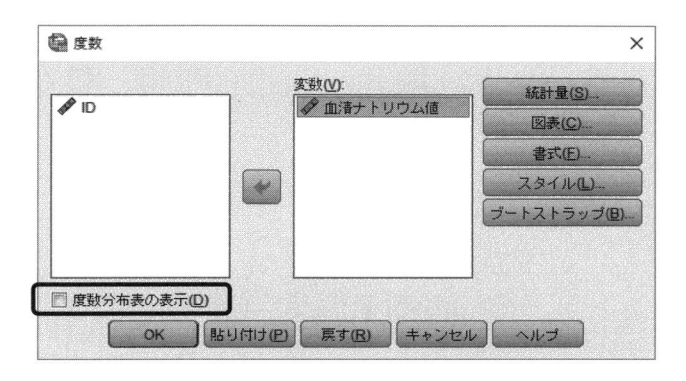

　　　ここで［度数分布表］の表示を外したのは、量的データで度数分布表を
　　　作成すると、巨大な表になってしまうためです。

**手順4** ［図表］ボタンをクリックします。

　　　　［ヒストグラム］を選択します。

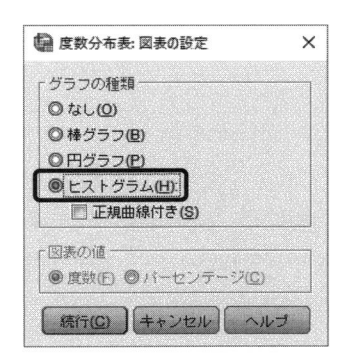

**手順5** ［続行］ボタン ▶ ［OK］ボタンをクリックします。

出力ビューアにヒストグラムが作成されます（図 2.7）。

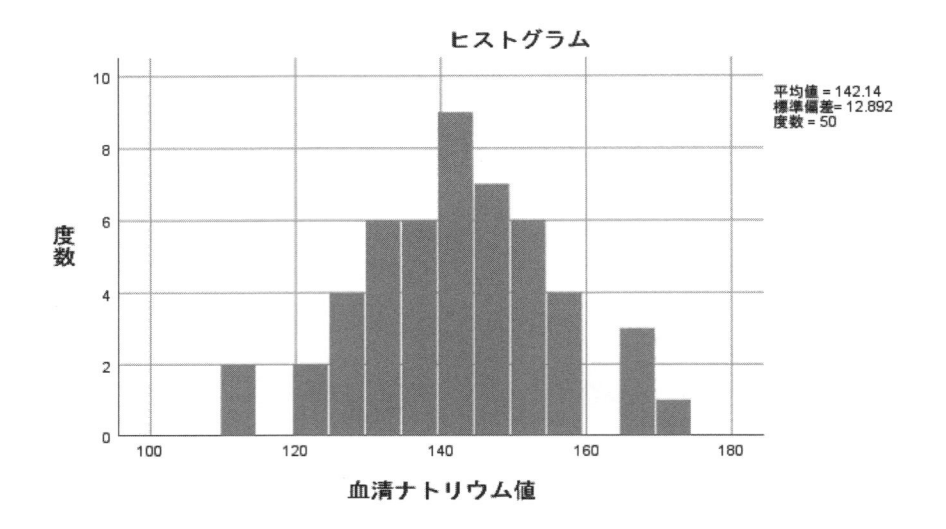

**図 2.7　ヒストグラムの出力**

　この例では、血清ナトリウム値が約 140〜145（mEq/L）の人が最も多く、
そこを中心にほぼ左右対称な分布をしていることがわかります。
また、グラフの左右に極端に離れた値がないので、外れ値は含まれていないと
判断できそうです。

 本来、ヒストグラムを描くためには、まず階級の幅を決める必要があります。
階級の幅は分析者が決めますが、Sturges の公式を利用して、階級の数を求めてから
幅を決めることもあります。

ヒストグラムを作ると、へんなところに棒が出てくるんですが、
どういうことですか？

ヒストグラムは階級の取り方によって形が変化しますが、極端に
中心から離れた位置に棒ができる場合は、外れ値の影響を受けて
いる可能性があります。
そのような場合は、データのクリーニングを検討しましょう。

ヒストグラムを描くことでデータの分布だけでなく、外れ値が含まれているかどうかも
わかります（図2.8）。

**E.g.**

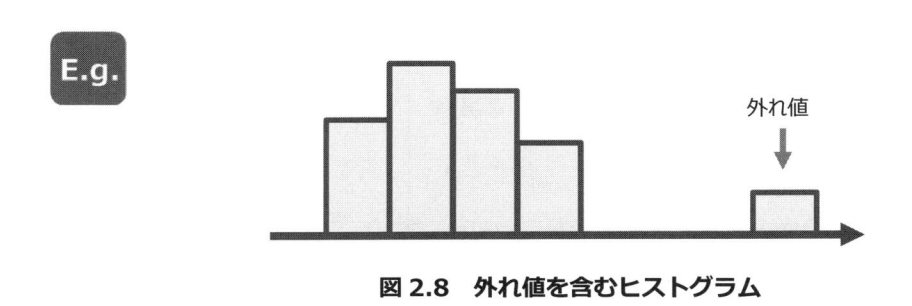

外れ値

**図2.8　外れ値を含むヒストグラム**

つまり、ヒストグラムを描くことで、どの範囲のデータが多いのか少ないのかといった
特徴だけでなく、極端に外れているデータが含まれているかどうかを判断することが
できます。
　ただし、極端に離れているデータが必ず外れ値であるとはいえません。先行研究や
外れ値検定などを利用して慎重に判断する必要があります。

量的データを質的データとみなして扱うことは、ないんですか？

量的データを質的データに変換（カテゴリ化・分類）する方法があります。
カテゴリ化をすることで、各カテゴリをグループとして扱うことができ、グループごとの傾向を見たり、グループ間で代表値などを比較したりすることが可能になります。

　例えば、男性 10 人の BMI の量的データを基準値（表 2.9）に基づいて判定し、カテゴリ化して質的データへ変換します。

**表 2.9　BMI の判定基準**

| BMI (kg/m²) | 判定 | コード |
|---|---|---|
| < 18.5 | 低体重 | 1 |
| 18.5 ≦ ～ < 25.0 | 標準 | 2 |
| 25.0 ≦ ～ < 30.0 | 肥満（1 度） | 3 |
| 30.0 ≦ | それ以上 | 4 |

カテゴリ化することで、データの持つ情報量が減りますが、全体的な特徴をグラフで簡単に把握することができるようになります（図2.9）。

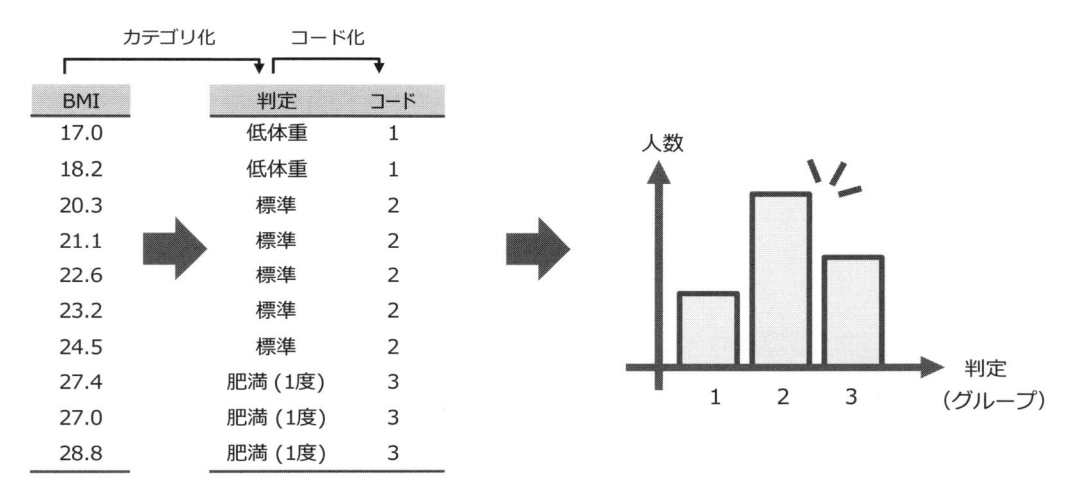

**図 2.9　量的データを質的データへ変換しグラフ化**

　さらに、カテゴリ化で分けたグループと他の変数を組み合わせて平均値などを比較することで、より分析が進みます（図2.10）。

| BMI | コード | 歩行速度 (m/分) |
|---|---|---|
| 17.0 | 1 | 83.2 |
| 18.2 | 1 | 85.2 |
| 20.3 | 2 | 87.1 |
| 21.1 | 2 | 87.2 |
| 22.6 | 2 | 81.7 |
| 23.2 | 2 | 77.9 |
| 24.5 | 2 | 76.1 |
| 27.4 | 3 | 64.3 |
| 27.0 | 3 | 69.5 |
| 28.8 | 3 | 64.2 |

| コード (グループ) | 平均歩行速度 |
|---|---|
| 1 | 84.2 |
| 2 | 82.0 |
| 3 | 66.0 |

BMI が高いグループほど歩行速度が遅い傾向がある。

**図 2.10　カテゴリ化した変数と他の変数を組み合わせて分析**

## 2.5 量的データを質的データへ変換

データがたくさんあると、いちいち変換するのが面倒なんですが
サクッと簡単にやる方法はないんですか？

SPSS では「**他の変数への値の再割り当て**」を利用することで、
簡単に量的データから質的データへ変換することができます。

ここでは、図 2.9 の BMI のデータのカテゴリ化（量的データから質的データへ変換）を
行います。

よく用いられるカテゴリ化の例には、成績などの測定値を上位群、中位群、下位群などの
グループに分けたり、年齢を 10 代、20 代、30 代、…といった年代ごとのグループに
分けたりする例が挙げられます。

## SPSS　量的データを質的データへ変換

**手順 1**　図 2.9 の BMI のデータを SPSS へ入力します。

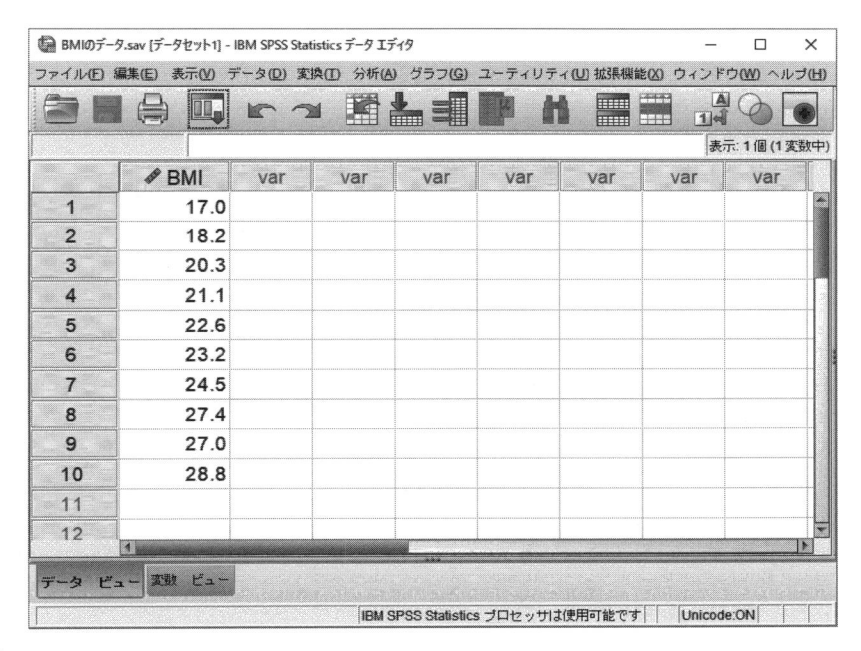

**手順 2**　[変換] メニュー ▶ [他の変数への値の再割り当て] を選択します。

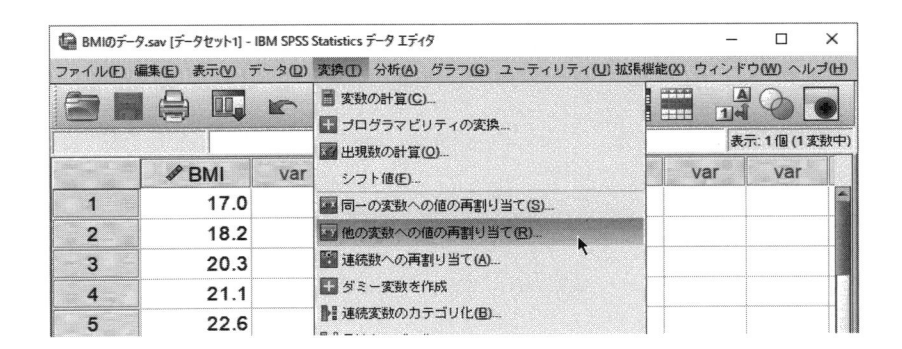

**手順 3** 「BMI」▶ [数値型変数 -> 出力変数] へ移動します。

[変換先変数] に「判定」と入力して、[変更] ボタンをクリックします。

**手順 4** [今までの値と新しい値] ボタンをクリックすると、次のようになります。

**手順5** ［今までの値］の［範囲：最小値から次の値まで］を選択して「18.4」と入力し、
［新しい値］の［値］を選択して「1」と入力します。

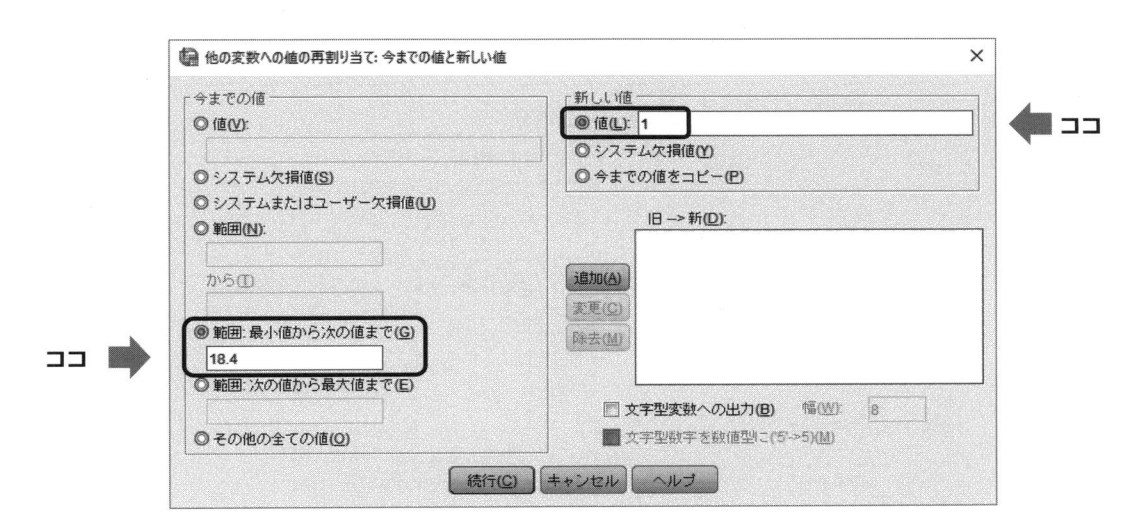

低体重の基準値となる「＜18.5」（18.5 未満）を「1」とコード化したいので、
［今までの値］の［範囲：最小値から次の値まで］に「18.4」と入力をします。
これにより、データの最小値から 18.4 までの範囲を指定できるので「＜18.5」と
同じ意味になります。
さらに、［新しい値］の「値」に「1」と入力することで、最小値から 18.4 までの
データはすべて「1」へ変換されることとなります。

**手順6** ［追加］ボタンをクリックします。

**手順7** ［旧->新］には指定した変換の内容が表示されます。

続いて、［今までの値］の［範囲］を選択して「18.5」から「24.9」と入力し、
［新しい値］の［値］を選択して「2」と入力します。

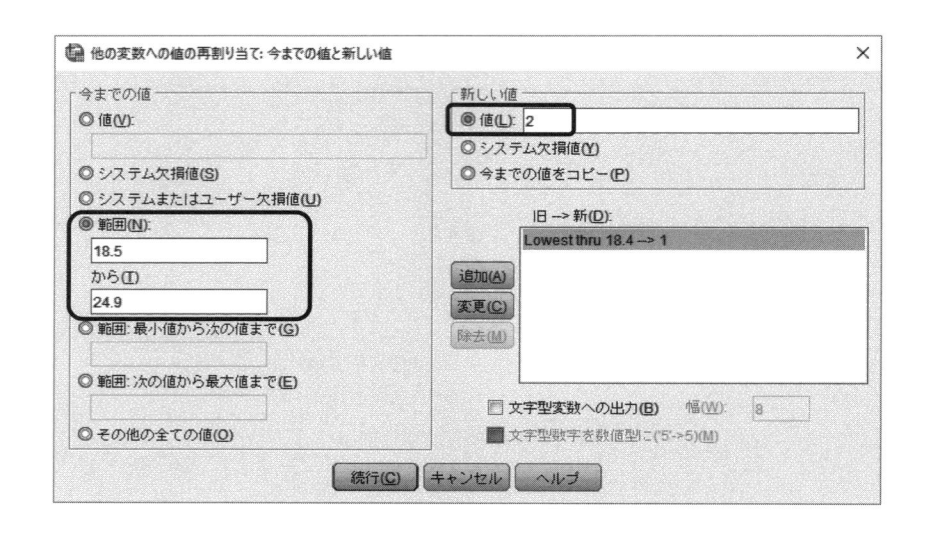

今度は「18.5 ≦ ～ < 25.0」を範囲に指定したいので、［今までの値］の［範囲］
を利用します。上記のように指定することで、「18.5 ≦ ～ < 25.0」と同じ意味に
なります。

［旧->新］の「Lowest thru 18.4->1」は、手順5で指定した「最小値から18.4まで
を1へ変換する」という意味です。

**手順8** ［追加］ボタンをクリックします。

**手順 9** ［今までの値］の［範囲］を選択して「25.0」から「29.9」と入力し、
［新しい値］の［値］を選択して「3」と入力します。

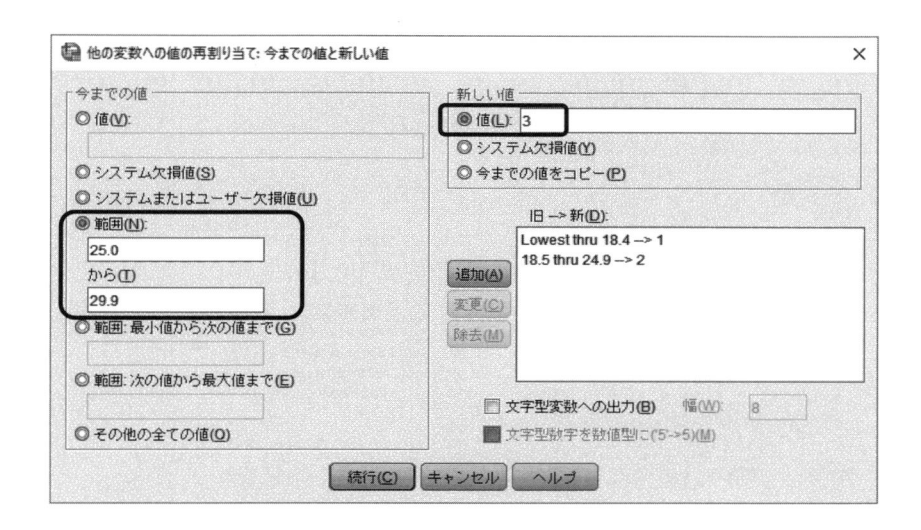

**手順 10** ［追加］ボタンをクリックします。

**手順 11** ［今までの値］の［範囲：次の値から最大値まで］を選択して「30」と入力、
［新しい値］の［値］を選択して「4」と入力したら、
［追加］ボタンをクリックします。
以上の操作で、次のようになります。

**手順 12** ［続行］ボタン ▶ ［OK］ボタンをクリックします。

次のようにデータエディタに、変換後の新しい変数「判定」が追加され
コードが入力されました（図 2.11）。

| | BMI | 判定 | var | var | var | var | var | v |
|---|---|---|---|---|---|---|---|---|
| 1 | 17.0 | 1.00 | | | | | | |
| 2 | 18.2 | 1.00 | | | | | | |
| 3 | 20.3 | 2.00 | | | | | | |
| 4 | 21.1 | 2.00 | | | | | | |
| 5 | 22.6 | 2.00 | | | | | | |
| 6 | 23.2 | 2.00 | | | | | | |
| 7 | 24.5 | 2.00 | | | | | | |
| 8 | 27.4 | 3.00 | | | | | | |
| 9 | 27.0 | 3.00 | | | | | | |
| 10 | 28.8 | 3.00 | | | | | | |
| 11 | | | | | | | | |
| 12 | | | | | | | | |
| 13 | | | | | | | | |

**図 2.11　追加された「判定」変数**

このように、量的データから質的データへ変換（カテゴリ化）をし、そこからグラフや
度数分布表などの分析へ進めていきます。

 量的データの方が情報量が多く、より詳しいことがわかりますが、質的データに変換して
視点を広げることは、全体的な特徴や傾向の把握に役立ちます。

**問題 2**　次のデータを用いて、**（1）**〜**（6）** に答えましょう。

**表 2.10　基礎代謝量と入浴時間**

| No. | 性別 | 年齢 | 基礎代謝量<br>（kcal/日） | 入浴時間<br>（分） |
|------|------|------|--------------|--------------|
| 001 | 女性 | 37 | 1302 | 25 |
| 002 | 男性 | 19 | 1368 | 18 |
| 003 | 男性 | 39 | 1583 | 31 |
| 004 | 男性 | 26 | 1488 | 25 |
| 005 | 女性 | 18 | 1060 | 33 |
| 006 | 女性 | 49 | 1627 | 35 |
| 007 | 男性 | 41 | 1516 | 41 |
| 008 | 女性 | 28 | 1105 | 47 |
| 009 | 男性 | 45 | 1382 | 26 |
| 010 | 男性 | 35 | 1583 | 38 |

**（1）**「性別」について、分析に適した基礎統計量を求めましょう。

**（2）**「性別」について、分析に適したグラフを作成しましょう。

**（3）**「性別」とそれぞれの「平均入浴時間」について、分析に適したグラフを
作成しましょう。

**（4）**「年齢」から新たに 10 歳ごとの「年代」を作成し、「年代」についての度数分布表を
作成しましょう。

**（5）**「基礎代謝量」と「入浴時間」について、分析に適した基礎統計量を求めましょう。

**（6）**「入浴時間」について、分析に適したヒストグラムを作成しましょう。

# データから推測するって？

　第1章でも紹介したとおり、"統計は自然界で起こる現象の特徴を数学的にとらえる"という考え方が出発点としてあります。これまでに、いろいろなデータを集計し、そのデータの**分布**に注目することで、データにはある特徴があることがわかってきました。

　例えば、統計で有名な Fisher のアヤメのデータにある、セトナという品種の花びらの長さ（cm）についてヒストグラムを描くと下図のようになります（図3.1）。

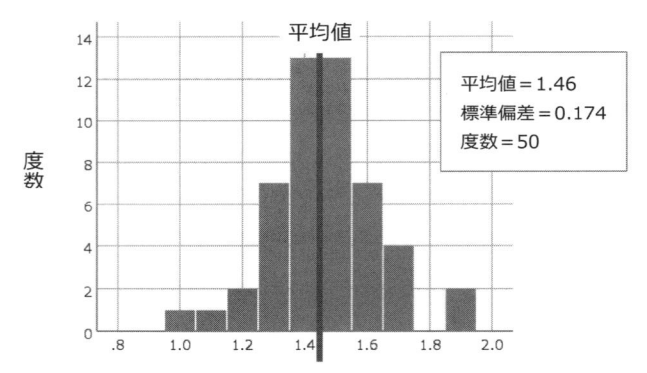

**図 3.1　花びらの長さ（cm）のヒストグラム**

　花びらの長さだけでなく、テストの点数や安静時心拍数の量的データも、このような平均値のまわりにデータが集まるような形になることが知られています。

　これ以外にもさまざまな分布がありますが、分布を確率の概念を使って数学的に表現するところから推測統計が始まります。

ある値（変数）が確率によって与えられるとき、その値を**確率変数**といい、確率変数が取る値とその確率の対応関係を**確率分布**といいます。連続型の確率変数の場合は、分布の確率を表す関数を**確率密度関数**といいます。

誰かが発見！　いろいろな分布

現在ではさまざまな量（統計量など）が、いろいろな分布をしていることが
知られています。

**表 3.1　いろいろな分布と主な分布の形**

| 分布の名前 | 分布に従う事象の例または検定 |
|---|---|
| 二項分布 | コインの表が出る回数、成功・失敗で成功する回数 |
| ポアソン分布 | 馬にけられて死亡する兵士の数、単位時間当たりの電話の回数 |
| 正規分布 | 身長、実験の測定誤差、テストの点数、富士山の形 |
| 指数分布 | 店に次の客が来るまでの時間、1 回の事故の発生間隔 |
| ガンマ分布 | 店に n 人の客が来るまでの時間、n 回事故が起こるまでの間隔 |
| ベータ分布 | ベイズ統計の事前分布などで用いられる分布 |
| t 分布 | t 検定で利用される分布、データ数が多いと標準正規分布に近くなる |
| カイ 2 乗分布 | カイ 2 乗検定で利用される分布、ガンマ分布の特殊な場合の分布 |
| F 分布 | 分散分析における検定、2 つの母分散の比の検定など F 検定で利用される分布 |

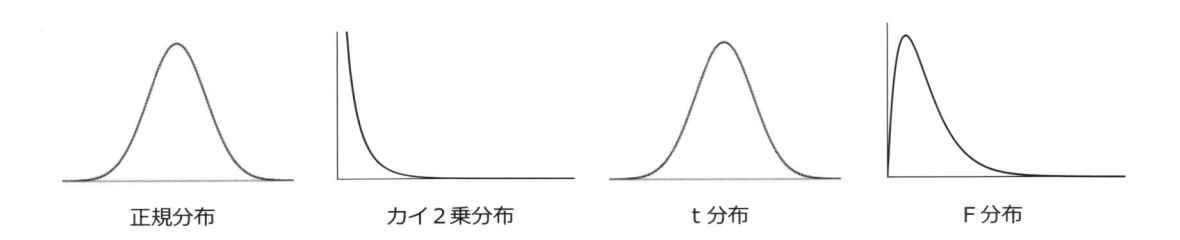

正規分布　　　　カイ 2 乗分布　　　　t 分布　　　　F 分布

　これらの中で、基礎的な統計処理でよく使われるのが、**正規分布**（ガウス分布）、
カイ 2 乗分布、t 分布、F 分布です。

### 正規分布

正規分布の確率密度関数は、平均 $\mu$ 、分散 $\sigma^2$ として、次のように記述されます。

$$f(x) = \frac{1}{\sigma\sqrt{2\pi}} e^{-\frac{(x-\mu)^2}{2\sigma^2}} \quad (-\infty < x < \infty)$$

また、正規分布は $Norm(\mu, \sigma^2)$ とも表記されます。特に、平均 0、分散 1 の正規分布は標準正規分布 $Norm(0, 1^2)$ と呼ばれます。

標準正規分布 $Norm(0, 1^2)$ をグラフにすると、次のような形をしています（図 3.2）。

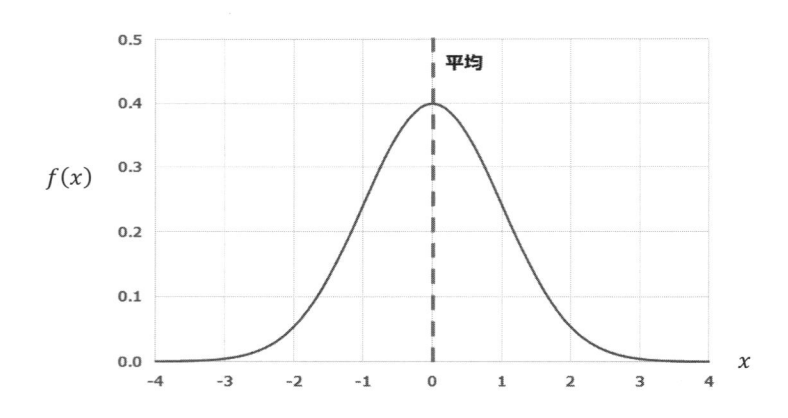

**図 3.2　正規分布（標準正規分布）**

　正規分布の特徴は、平均を中心に左右対称な釣鐘型をしているので、<u>平均値と中央値が一致します。このことは、母集団の分布の正規性を確認するときの指標の 1 つとなります。</u>また、分布の左右の裾は、限りなく 0 に近づいていきますが、0 にはなりません。

 データをたくさん集めて、図 3.1 にあるようなヒストグラムの階級を非常に細かくすると、この正規分布の形に近づいていきます。なお、$Norm$ は Normal distribution の略です。

## カイ 2 乗分布

　カイ 2 乗分布の確率密度関数は、自由度 $r$ 、ガンマ関数 $\Gamma$ を使って、次のように記述されます。

$$f(x) = \frac{1}{2^{\frac{r}{2}} \Gamma\left(\frac{r}{2}\right)} x^{\frac{r}{2}-1} e^{-\frac{x}{2}} \quad (0 \leqq x < \infty)$$

　カイ 2 乗分布の特徴は、確率密度関数に使われている自由度と呼ばれるパラメータによって、分布の形が変わることです（図 3.3）。

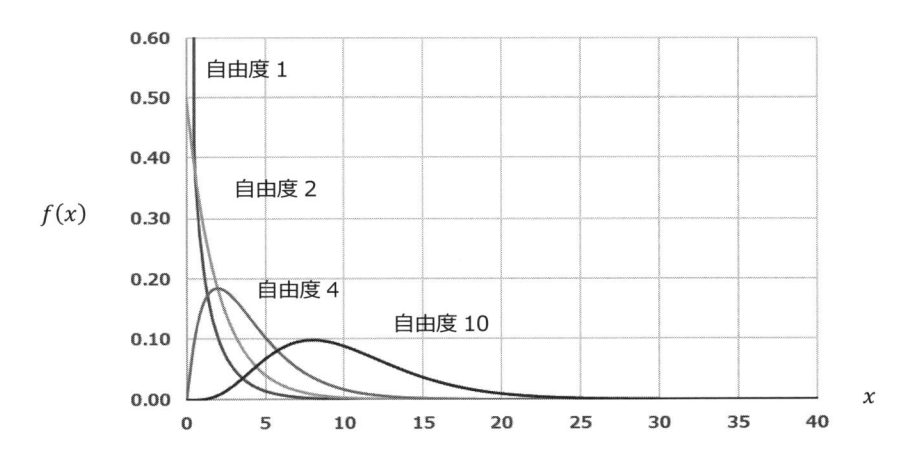

**図 3.3　自由度 1、2、4、10 のカイ 2 乗分布**

 カイ 2 乗分布は、自由度が大きくなると正規分布に近づきます。

 自由度やガンマ関数といった数学用語が出てきますが、
初めて学ぶときは分布の形に注目します。

**t 分布**

t 分布の確率密度関数は、自由度 $r$、ガンマ関数 $\Gamma$ を使って、次のように記述されます。

$$f(x) = \frac{\Gamma\left(\frac{r+1}{2}\right)}{\sqrt{r\pi}\,\Gamma\left(\frac{r}{2}\right)}\left(1 + \frac{x^2}{r}\right)^{-\frac{r+1}{2}} \qquad (-\infty < x < \infty)$$

t 分布の特徴は、確率密度関数に使われている自由度と呼ばれるパラメータによって分布の形が若干変化する（図 3.4）ことです。正規分布と似た形をしています。

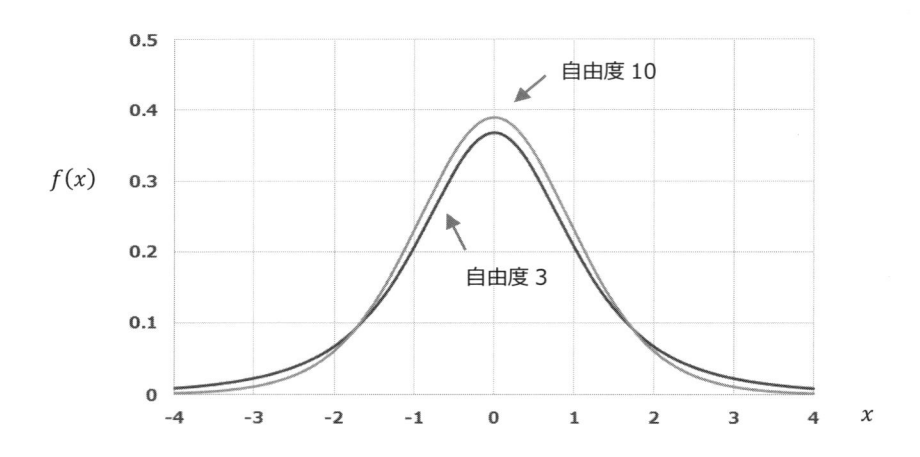

**図 3.4　自由度 3、10 の t 分布**

 t 分布は、自由度が大きくなると標準正規分布に近づきます。

 確率分布の概念は、この後の区間推定や仮説検定に登場します。

統計では、前節で扱った確率分布を応用した**推測統計**と呼ばれる1つの大きな考え方があります。そして推測統計には、**推定**と**検定**の2つの考え方があり、さらに推定には点推定と区間推定と呼ばれる考え方があります（図3.5）。

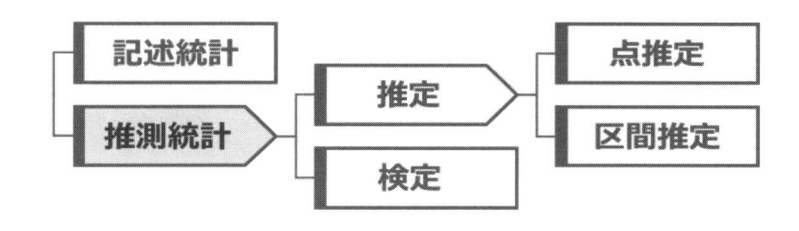

**図 3.5　推定と検定**

この節では、まず推測統計の概要をとらえ、次に推定と検定の考え方について紹介します。

推測統計の中には**ベイズ統計**という考え方もあります。
近年ではベイズ統計による分析手法も広がりつつあります。

## 推測統計の考え方

　推測統計は、**母集団**と呼ばれる調査対象全体の中から無作為（ランダム）に標本（サンプル）を抽出して、その標本のもつ情報から母集団の特徴や性質を推測するという考え方です。

　母集団の特徴を示す統計量を**母数**といい、この母数の取りうる値や、母数に関する仮説が成り立つかどうか推測をします（図 3.6）。

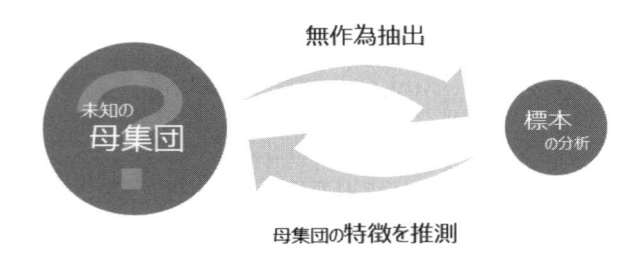

**図 3.6　推測統計の考え方**

　推測統計は母集団に関する分析です。これに対して、標本に関する分析を**記述統計**といいます。

　母数は母集団についての統計量なので、母平均や母分散などと表現されます。一方、標本については、標本平均や標本分散などと表現されます。単に平均や分散という場合は、標本平均や標本分散を指す場合がほとんどです。

 統計を使う研究では、母集団をしっかりと設定することが重要です。
また、母集団そのものについて分析（これを**全数調査**といいます）する場合は、推測統計を行わずに、母集団を直接分析します。

### 例）推測統計の流れ

　ある都市にある B 大学の学生 3000 人の試験の得点の平均値を調べるとします。推測統計の考え方は次のような流れになります（図 3.7）。

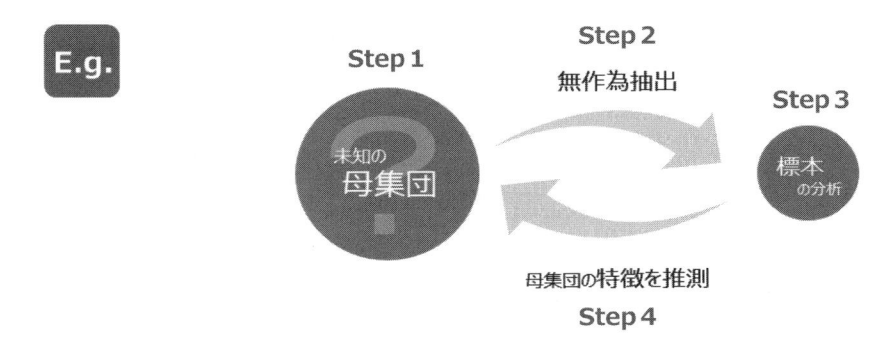

**図 3.7　推測統計の考え方の流れ**

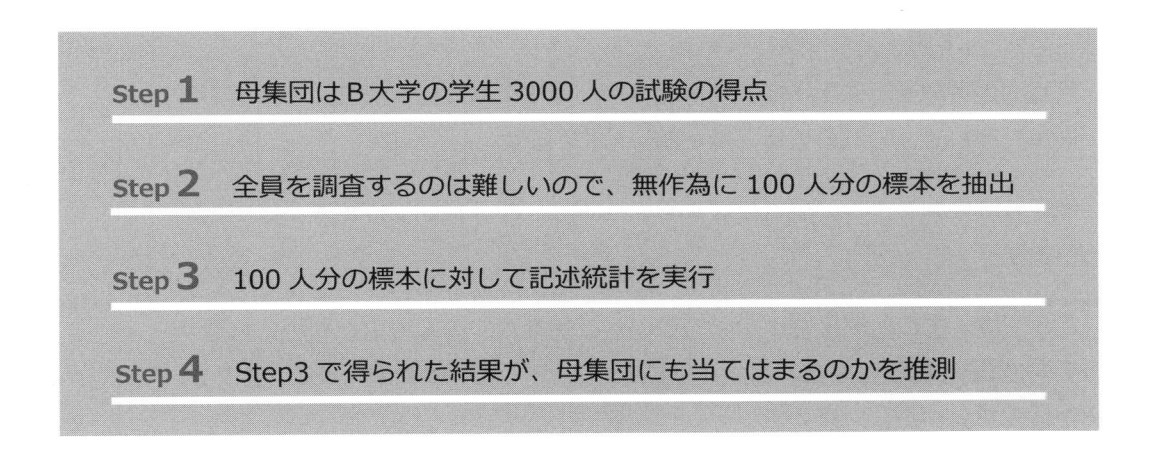

　この考え方の一番の狙いは、母集団の情報を知るということです。標本から得られる平均値や分散などから、母集団の平均値や分散などが、どのような値になるのかを推測しているということです。

　次に、この推測の方法について紹介します。

## 3.4 推定——点推定・区間推定

推測統計には、**推定**、**検定**と呼ばれる方法があります。ここでは、
母数を推定する点推定と区間推定について紹介します（図3.8）。

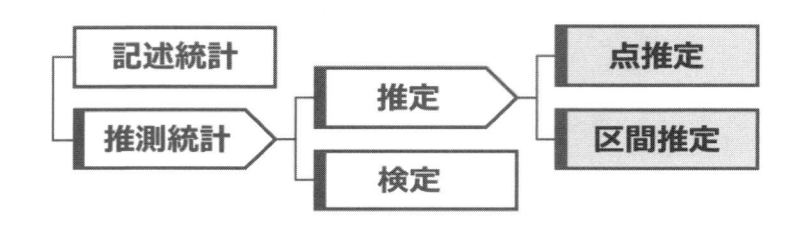

**図3.8　推測統計－推定－点推定・区間推定**

母集団の特徴を示す母平均または母分散・母比率などは一般的に未知なので、
「推定」をして、これらの値（推定値）を求めます。

推定方法には、1つの値で推定する点推定と、ある範囲で推定する区間推定が
あります。

ここでは、主に区間推定について扱い、区間推定の中でもよく利用される
母平均の95%信頼区間と呼ばれる指標と、エラーバーと呼ばれるグラフについて
紹介します。

## 点推定を使って母数を推測する

　点推定は、標本数が大きくなると標本平均は母平均に近づく（**大数の法則**）という性質を利用しています。つまり、母集団から抽出した標本の統計量を、そのまま母数の推定値とします。

　しかし点推定は、外れ値の影響を強く受けるため、母数の推定値が大きく外れるなどの問題があります。

## 区間推定を使って母数を推測する

　そこで、1つの値よりも範囲で推定しようというのが区間推定です。区間推定にはいくつか種類がありますが、多くの場合 **95%信頼区間** という指標が用いられます。

 95%信頼区間は 95%CI と表記されることもあります。
CI は Confidence Interval の略です。

 点推定より区間推定の方が、論文では多く使われています。

この区間推定は、第5章で扱う t 検定などの結果を解釈するときに利用されます。

### 95%信頼区間とエラーバー

信頼区間の中でもっともよく使われるのが「**母平均の 95%信頼区間**」と呼ばれる指標です。これは母集団が正規分布をしているときに使われます。

また、信頼区間は**エラーバー**と呼ばれるグラフや、この後の章に登場する仮説検定の中でも用いられます。

### 母平均の 95%信頼区間

「母平均の 95%信頼区間」というのは、標本抽出を 100 回行って信頼区間を求めたとき、100 回中 95 回はその区間に母平均が含まれているという意味です。

また、信頼区間の求め方は、母分散 $\sigma^2$ が既知の場合と未知の場合で異なります。

 次に信頼区間を求める式を紹介しますが、数学的な難しい表現が出てきます。最近では統計ソフトを利用して信頼区間を求めることが多いのですが、計算式も押さえておきましょう。

### 母分散 $\sigma^2$ が既知の場合の 95%信頼区間

正規分布 $Norm(\mu, \sigma^2)$ 、標本数 $N$ 、標本平均 $\bar{x}$ としたときに、母平均の 95%信頼区間は次の式で求められます。

$$\bar{x} - 1.96 \times \frac{\sigma}{\sqrt{N}} \leq \mu \leq \bar{x} + 1.96 \times \frac{\sigma}{\sqrt{N}}$$

↑
標準誤差

### 母分散 $\sigma^2$ が未知の場合の 95%信頼区間

母分散が未知の場合は、 t 分布を利用して信頼区間を求めます。

標本数 $N$ 、標本平均 $\bar{x}$、不偏分散 $s^2$ 、両側確率 0.05 で自由度 $N-1$のときの値を $t(0.025, N-1)$ としたときに、母平均の 95%信頼区間は次の式で求められます。

$$\bar{x} - t(0.025, N-1) \times \frac{s}{\sqrt{N}} \le \mu \le \bar{x} + t(0.025, N-1) \times \frac{s}{\sqrt{N}}$$

また、不偏分散$s^2$は、

$$\frac{1}{N-1} \sum_{i=1}^{N} (x_i - \bar{x})^2$$

で表されます。

式中の $t(0.025, N-1)$ は、 t 分布表と呼ばれる表から求めます（付録参照）が、統計ソフトを利用すると信頼区間そのものを簡単に求められます。

おしえて先生！

この信頼区間の範囲が、どうだったらいいんですか？

お答えします

信頼区間の範囲が狭いほど良い精度で推定できているということです。この計算は、表計算ソフト Excel や統計ソフト SPSS に任せましょう

**E**xcel では… 信頼区間を求めるときは、［CONFIDENCE］関数を使います。

## エラーバー

母平均の信頼区間は、**エラーバー**と呼ばれる平均値に関するグラフにも使われます。エラーバーは母平均の範囲を表すときや、グループ間で母平均に違いがあるかどうかを比較するときに利用されます。

エラーバーとは、次のようなグラフです（図 3.9）。

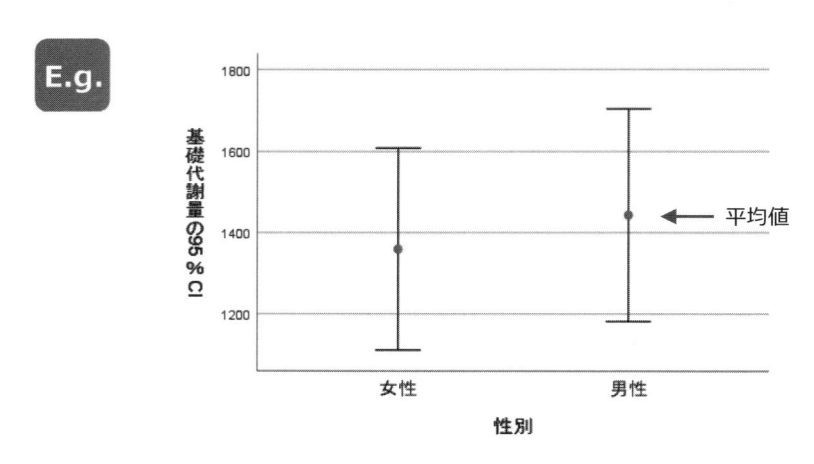

**図 3.9　エラーバーの例**

バーの中心の点が平均値を表しており、上下に伸びるバーが母平均の 95%信頼区間を表しています。この範囲の中に真の平均値（母平均）が含まれている可能性があるという意味です。

エラーバーのバーは信頼区間だけでなく、標準偏差や標準誤差で表現することもあります。それぞれのバーの表現は、次のような役割で用いられます（表 3.2）。

**表 3.2　エラーバーの表現と解釈**

| バーの表現 | 役割 |
| --- | --- |
| 標準偏差 SD | データのバラツキを示す。 |
| 標準誤差 SE | データの平均値のバラツキを示す。 |
| 95%信頼区間 | 母平均の 95%信頼区間を示す。 |

エラーバーは論文などでもよく使われ、棒グラフや折れ線グラフと一緒に表記されます。

また、用いるバーの表現内容は研究分野によって異なります。先行研究などを参考にしましょう。

本書では、第 5 章で分析例と合わせてエラーバーの作り方も紹介します。

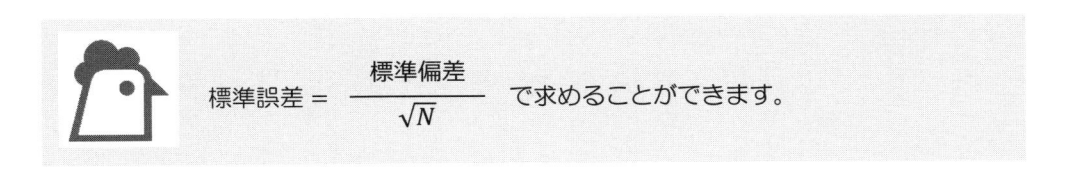

標準誤差 $= \dfrac{\text{標準偏差}}{\sqrt{N}}$　で求めることができます。

## 3.5 　検定——仮説検定の考え方

　前節では点推定と区間推定について扱いましたが、今度は推測統計の「検定」について
紹介します（図3.10）。

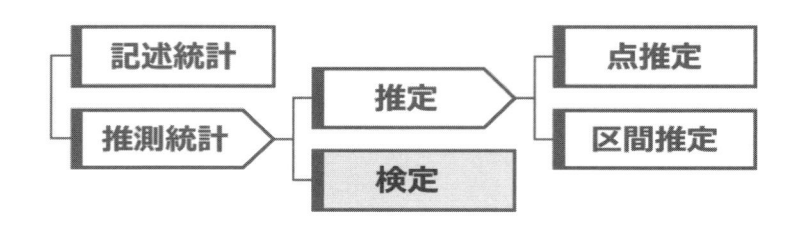

**図3.10　推測統計 − 検定 −**

　検定は**統計的仮説検定**とも呼ばれます。ある分布に従う母集団に対して仮説（**帰無仮説**）
を立て、その仮説が正しいと仮定したとき、標本から求められる**検定統計量**を使って仮説が
正しい確率（**有意確率**）を計算します。そして、その有意確率から仮説が正しいかどうかを
判断する統計手法です。

　求める母数に応じてさまざまな仮説と検定の方法がありますが、ほとんどの場合、
ある程度決まったやり方があり、それに沿って分析を進めて行きます。

仮説検定は、以下の手順で考えます（図 3.11）。

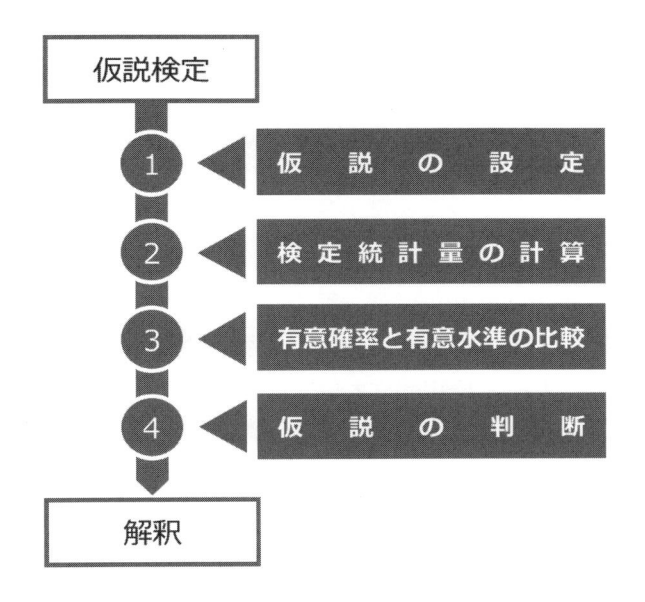

**図 3.11　仮説検定の手順**

　厳密にはもっと多くの手順や統計的な知識が必要となり、計算も複雑になりますが、統計ソフトを利用することで、より簡単に仮説検定を行うことができます。

　次に各手順について詳しく紹介します。

　仮説検定の出発点は、母集団の母数に対して「仮説」というものを考えます。そして、確率の概念を利用して、この仮説が正しいかどうかを判断し母数について推測します。

　仮説には帰無仮説と対立仮説の 2 種類があります。2 変数 A、B があったとき、それぞれの仮説は次のように設定します。

### 例）独立性の検定の場合

　　　　　　帰無仮説 $H_0$：母集団において変数 A と変数 B に関連性が**ない**。
　　　　　　対立仮説 $H_1$：母集団において変数 A と変数 B に関連性がある。

### 例）無相関の検定の場合

　　　　　　帰無仮説 $H_0$：母集団において変数 A と変数 B に相関が**ない**。
　　　　　　対立仮説 $H_1$：母集団において変数 A と変数 B に相関がある。

　他にも分析に応じてさまざまな仮説があります。実際に分析する際は、研究計画の中で仮説を設定し、論文中に明記することはあまりありません。

この帰無仮説を判断するときは、「棄却する」または「棄却されない」と表現します。帰無仮説を「棄却する」場合は、対立仮説を「採択する」と表現します。もともと帰無仮説は棄却することを期待して設定するので、「棄却されない」場合は、どちらの仮説が正しいか判断がつかないことを意味しています。

　対立仮説の設定には、次のように、**両側検定**と**片側検定**の考え方があります。

● 母平均の差の検定の場合

> 両側検定 …… 対立仮説：母集団 A と母集団 B の母平均に差がある
> 片側検定 …… 対立仮説：母集団 A より母集団 B の母平均の方が大きい
> 　　　　　　　　　　　母集団 A より母集団 B の母平均の方が小さい

　分析の目的に合わせて使い分けますが、多くの場合、両側検定が用いられます。なお、"両側"、"片側"は、この後に紹介する棄却域と関係しています。

 仮説検定は、次の図と照らし合わせながら考えると理解しやすくなります。

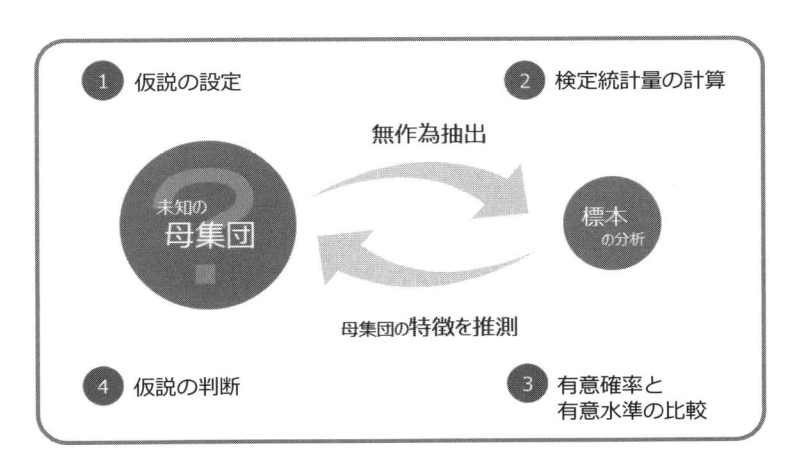

**図 3.6　推測統計の考え方**（再掲）

　帰無仮説を立てたら、次にその仮説が正しいかどうかを検証するために、統計量を
データから計算します（表 3.3）。この統計量のことを**検定統計量**といいます。
検定統計量は、帰無仮説に応じた分布に従います（言い換えると、検定統計量は、
その確率分布に従うように考えられています）。

**表 3.3　検定と検定統計量の例**

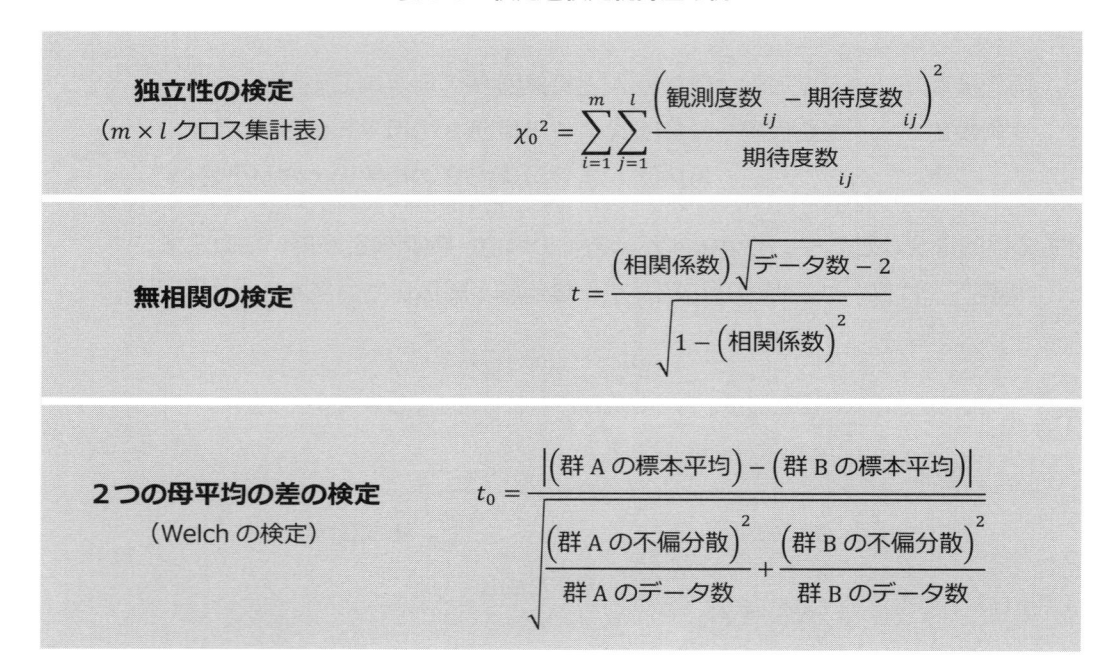

独立性の検定
（$m \times l$ クロス集計表）

$$\chi_0{}^2 = \sum_{i=1}^{m} \sum_{j=1}^{l} \frac{\left(観測度数_{ij} - 期待度数_{ij}\right)^2}{期待度数_{ij}}$$

無相関の検定

$$t = \frac{\left(相関係数\right)\sqrt{データ数 - 2}}{\sqrt{1 - \left(相関係数\right)^2}}$$

2 つの母平均の差の検定
（Welch の検定）

$$t_0 = \frac{\left|\left(群 A の標本平均\right) - \left(群 B の標本平均\right)\right|}{\sqrt{\dfrac{\left(群 A の不偏分散\right)^2}{群 A のデータ数} + \dfrac{\left(群 B の不偏分散\right)^2}{群 B のデータ数}}}$$

　次に、この検定統計量から有意確率と呼ばれる確率を求めます。

　検定統計量や有意確率は、実際には統計ソフトを使って求めます。

　検定統計量を求めたら、次に**有意確率（p 値）**と呼ばれる確率を求めます。有意確率は帰無仮説が正しいと仮定したときに、帰無仮説の成り立つ確率です。有意確率は検定統計量が従う分布から算出します。

　そして、得られた有意確率を**有意水準**と呼ばれる基準値と比較します。有意水準は帰無仮説を棄却する基準値のことで、**0.05**（5%）という基準がもっともよく用いられます。研究分野によっては、0.1（10%）や0.01（1%）なども用いられ、とくに看護・医療系では 0.01 もよく使われます。有意水準がとる領域を**棄却域**といいます（図3.12）。

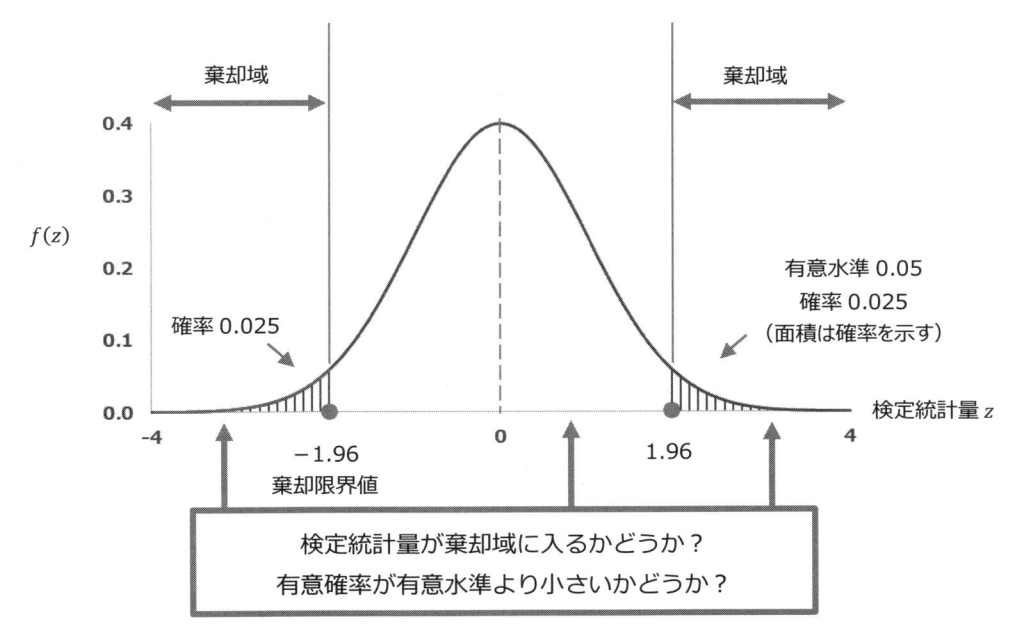

**図 3.12　検定統計量と棄却域（標準正規分布の場合）**

　両側検定は棄却域を両側（有意水準を右側 2.5%、左側 2.5%）にとり、片側検定は棄却域を片側（有意水準 5%）のみにとります。

有意確率を求めて有意水準と比較したとき、帰無仮説を次のように判断します（表3.4）。

**表 3.4　有意確率と帰無仮説の判断**

| 有意確率 と 有意水準 | 帰無仮説の判断 |
|---|---|
| 有意確率 < 有意水準 | 帰無仮説が棄却され、対立仮説が採択されます。 |
| 有意確率 ≧ 有意水準 | 帰無仮説は棄却されません。 |

　帰無仮説を確率の考えによって判断するため、棄却するかしないかの際に誤った判断をしてしまう可能性があります。

　帰無仮説が正しいのに、誤って帰無仮説を棄却することを**第1種の誤り**（第1種の過誤）といい、対立仮説が正しいのに、誤って帰無仮説を棄却しないことを**第2種の誤り**（第2種の過誤）といいます。

　一般的に、第2種の誤りが起こる確率（$\beta$）をできるだけ小さくするように、つまり、対立仮説が正しいときに帰無仮説を棄却する確率をなるべく大きくするように、データ数などとのバランスを考えながら分析を行います。この確率を**検出力**（$1 - \beta$）といいます。

統計としての仮説検定はここまでですが、実際の研究ではこの後にデータの内容と合わせて、仮説検定の結果の解釈を行います。

# 第 4 章

## 2変数データの統計処理って？

　1変数データの統計処理では、平均値や分散などを求めました。ここからは、
**2つの変数を使った統計処理**について紹介します。2 つの変数を用いる分析の主な目的は、
変数間の関係性について調べることです。

　1変数と同じように、2変数の場合もデータの性質（質的データと量的データ）に適した
分析手法を用いなければなりません。データの性質の組み合わせ方に注目して、分析手法を
確認していきます。データの組み合わせは、次の3通りが考えられます（図4.1）。

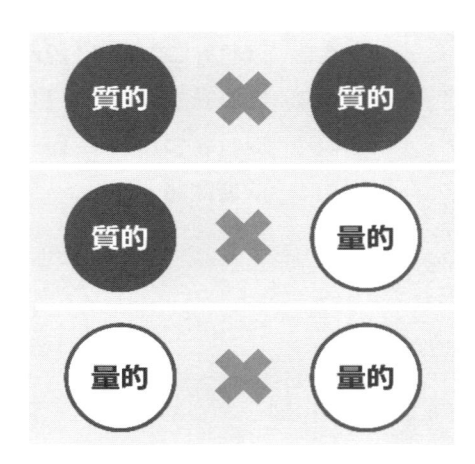

**図 4.1　2変数データの組み合わせ**

　第4章では、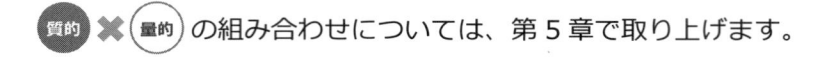 の組み合わせについて、それぞれ適した
統計処理を紹介します。

　質的 ✖ 量的 の組み合わせについては、第5章で取り上げます。

## 4.2 流れをつかむ！ 質的データ×質的データ

2つの質的データを使った分析には、**独立性の検定**（カイ2乗検定）があります。この検定は、質的データどうしの関連性を示す分析手法です。

2つの質的データを使った分析は、次の手順で進めます（図4.2）。

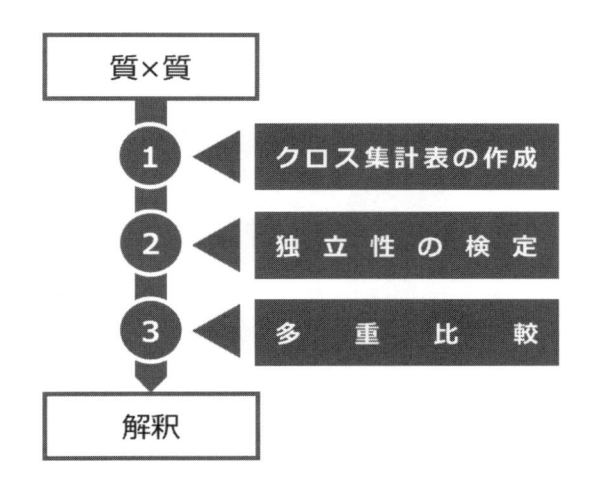

**図4.2 質的データ×質的データの分析手順**

ここでは、次のサンプルデータ❸を使って分析手順を紹介します。

 多重比較は、独立性の検定の結果をより詳しく調べる下位検定の1つです。

## ■ サンプルデータ❸

【分析目的】ここでの分析目的は、COPD（慢性閉塞性肺疾患）患者を母集団とし、
無作為に抽出した 55 名を対象に、運動習慣と健康関連の QOL の間に
有意な関連があるかどうかを調べることです。

【データ】次のデータは、健康関連の QOL テストをある基準値をもとに、
QOL を「0. 低群」「1. 高群」に、
1 週間の運動習慣を「1. まったくしない」「2. ときどきする」「3. 毎日する」
に分けたものです（表 4.1）。

### 表 4.1　COPD 患者の運動習慣と健康関連 QOL

| 被験者ID | 運動習慣 | QOL | 被験者ID | 運動習慣 | QOL | 被験者ID | 運動習慣 | QOL |
|---|---|---|---|---|---|---|---|---|
| 001 | 1 | 0 | 021 | 2 | 0 | 041 | 2 | 1 |
| 002 | 1 | 0 | 022 | 2 | 0 | 042 | 2 | 1 |
| 003 | 1 | 0 | 023 | 2 | 0 | 043 | 2 | 1 |
| 004 | 1 | 0 | 024 | 2 | 0 | 044 | 3 | 1 |
| 005 | 1 | 0 | 025 | 3 | 0 | 045 | 3 | 1 |
| 006 | 1 | 0 | 026 | 1 | 1 | 046 | 3 | 1 |
| 007 | 1 | 0 | 027 | 1 | 1 | 047 | 3 | 1 |
| 008 | 1 | 0 | 028 | 1 | 1 | 048 | 3 | 1 |
| 009 | 1 | 0 | 029 | 1 | 1 | 049 | 3 | 1 |
| 010 | 1 | 0 | 030 | 1 | 1 | 050 | 3 | 1 |
| 011 | 1 | 0 | 031 | 1 | 1 | 051 | 3 | 1 |
| 012 | 1 | 0 | 032 | 1 | 1 | 052 | 3 | 1 |
| 013 | 1 | 0 | 033 | 1 | 1 | 053 | 3 | 1 |
| 014 | 1 | 0 | 034 | 2 | 1 | 054 | 3 | 1 |
| 015 | 1 | 0 | 035 | 2 | 1 | 055 | 3 | 1 |
| 016 | 2 | 0 | 036 | 2 | 1 | | | |
| 017 | 2 | 0 | 037 | 2 | 1 | | | |
| 018 | 2 | 0 | 038 | 2 | 1 | | | |
| 019 | 2 | 0 | 039 | 2 | 1 | | | |
| 020 | 2 | 0 | 040 | 2 | 1 | | | |

質的データと質的データの分析の出発点は、**クロス集計表**と呼ばれる表の作成です。
クロス集計表とは、表 4.2 のように各変数のカテゴリごとに度数を集計した表です。

E.g.

### 表 4.2　変数 A と変数 B の 2×3 クロス集計表

| | | 変数 B | | |
|---|---|---|---|---|
| | | カテゴリ B₁ | カテゴリ B₂ | カテゴリ B₃ |
| 変数 A | カテゴリ A₁ | 度数（%） | 度数（%） | 度数（%） |
| | カテゴリ A₂ | 度数（%） | 度数（%） | 度数（%） |

　この例では、変数 A は**行変数**、変数 B は**列変数**といい、行数が 2 行、列数が 3 列なので
**2×3クロス集計表**といいます。また、各カテゴリは**水準**とも呼ばれることがあり、度数を
表記するマスを**セル**といいます。

　クロス集計表が完成したら、各セルの度数および比率の大小に注目し、変数間の関連性や
傾向性をみます。

カテゴリ数が極端に多い場合や、度数が 0 となるセルが複数ある場合は、
この後の独立性の検定で正しい結果が得られなくなる可能性があります。
そのようなときは、データ数の見直しやカテゴリ数を減らすなどの工夫が
必要となってきます。

おしえて先生！

クロス集計表の「（%）」ってどういうことですか？

お答えします

クロス集計表のセルには、度数だけでなく、比率で比較できるように、行または列の合計に対するパーセンテージも表示することが重要です。

例えば表 4.3 の場合、行（横）方向から見ると、「カテゴリ $A_1$」の中で、「カテゴリ $B_1$」は「10%」、「カテゴリ $B_2$」は「20%」、「カテゴリ $B_3$」は「70%」と、「カテゴリ $B_3$」が大部分を占めていると読み取れます。

分析に応じて、行方向か列方向のパーセンテージに注目します。

**E.g.**

### 表 4.3　行（横）方向から見た場合の比率

|  |  | 変数 B | | | |
| --- | --- | --- | --- | --- | --- |
|  |  | カテゴリ $B_1$ | カテゴリ $B_2$ | カテゴリ $B_3$ | 合計 |
| 変数 A | カテゴリ $A_1$ | 4<br>（10%） | 8<br>（20%） | 28<br>（70%） | 40<br>（100%） |
|  | カテゴリ $A_2$ | 4<br>（2%） | 80<br>（40%） | 116<br>（58%） | 200<br>（100%） |

## SPSS　クロス集計表の作り方

ここでは SPSS を利用し、クロス集計表を作成します。

**手順 1**　表 4.1 の運動習慣と QOL のデータを SPSS へ入力します。

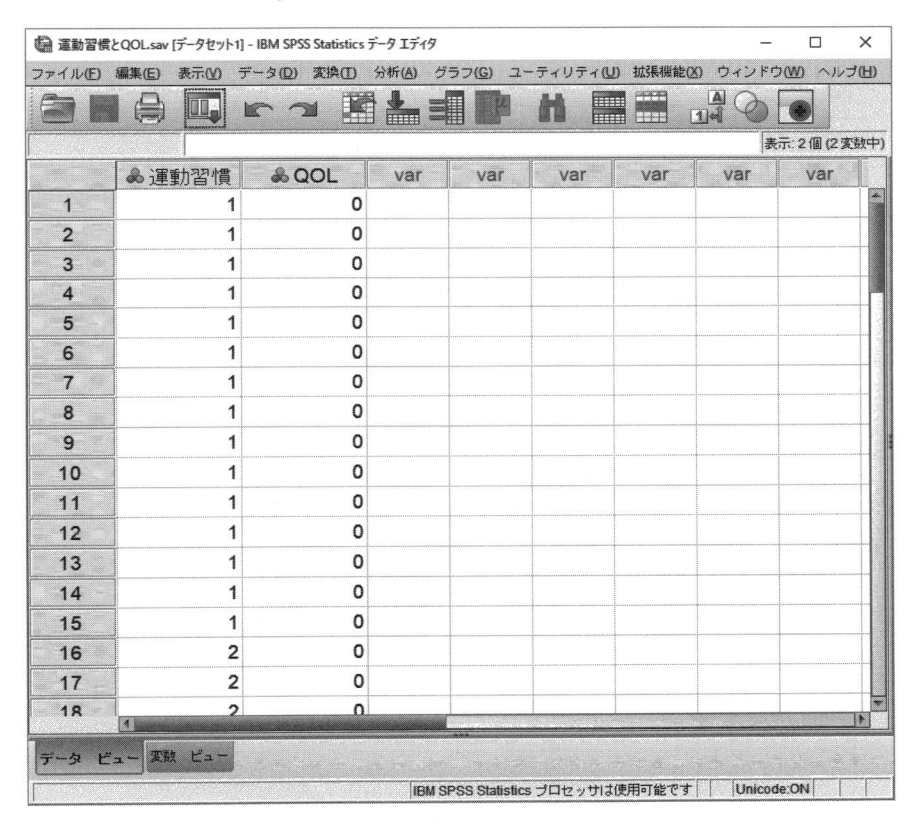

このサンプルデータ❸の場合、SPSS へのデータの入力は変数ごとに縦方向へ入力します。

**手順 2** ［分析］メニュー ▶ ［記述統計］ ▶ ［クロス集計表］を選択します。

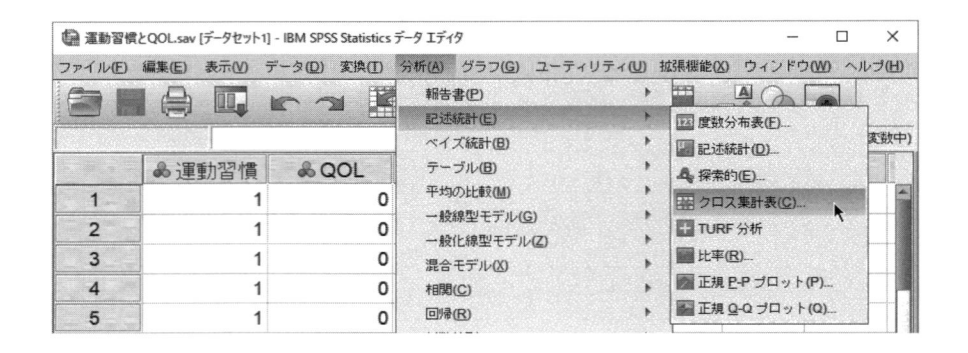

分析する前に、変数ビューから変数に関する設定（値ラベルなど）をしておくと分析結果の解釈が容易になります。

**手順 3** 「運動習慣」 ▶ ［行］へ移動します。

「QOL」 ▶ ［列］へ移動します。

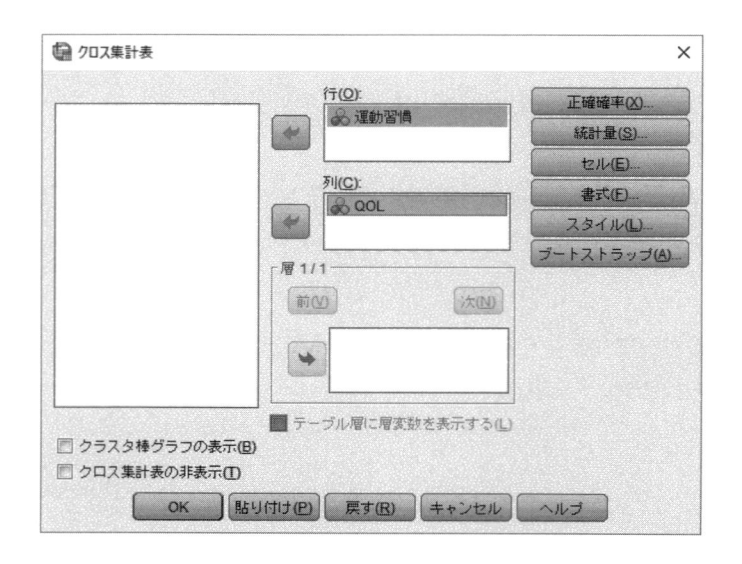

 看護・医療系の分野では、2変数間に因果関係が想定される場合、行変数には「原因」となる変数を、列変数には「結果」となる変数を指定することが多くあります。ただし、行変数と列変数を逆にしても、得られる結果は同じです。

　次に、クロス集計表に度数と合わせてパーセンテージを表示させる設定をします。

　パーセンテージの［行］は行方向に合計が 100％に、［列］は列方向に合計が 100％になるよう出力され、［合計］は総和に対する各セルの％が出力されます。ここでは列方向、つまり各 QOL での運動習慣の違いに注目したいので［列］を選択します。

**手順4** ［セル］ボタン ▶ ［パーセンテージ］の［列］をチェックします。

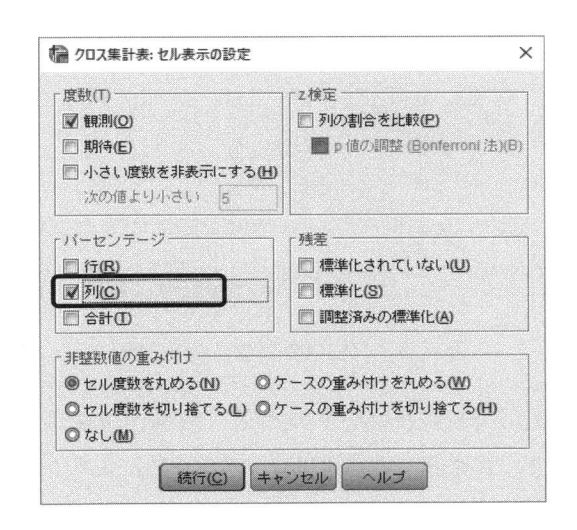

　　　　　　　　［度数］の［期待］にチェックを入れると、期待度数を算出します。期待度数は
　　　　　　　　独立性の検定の検定統計量（$\chi^2$ 値）を求める際に利用される値です。

**手順5** ［続行］ボタン ▶ ［OK］ボタンをクリックします。

分析結果は出力ビューアに表示されます（図4.3）。

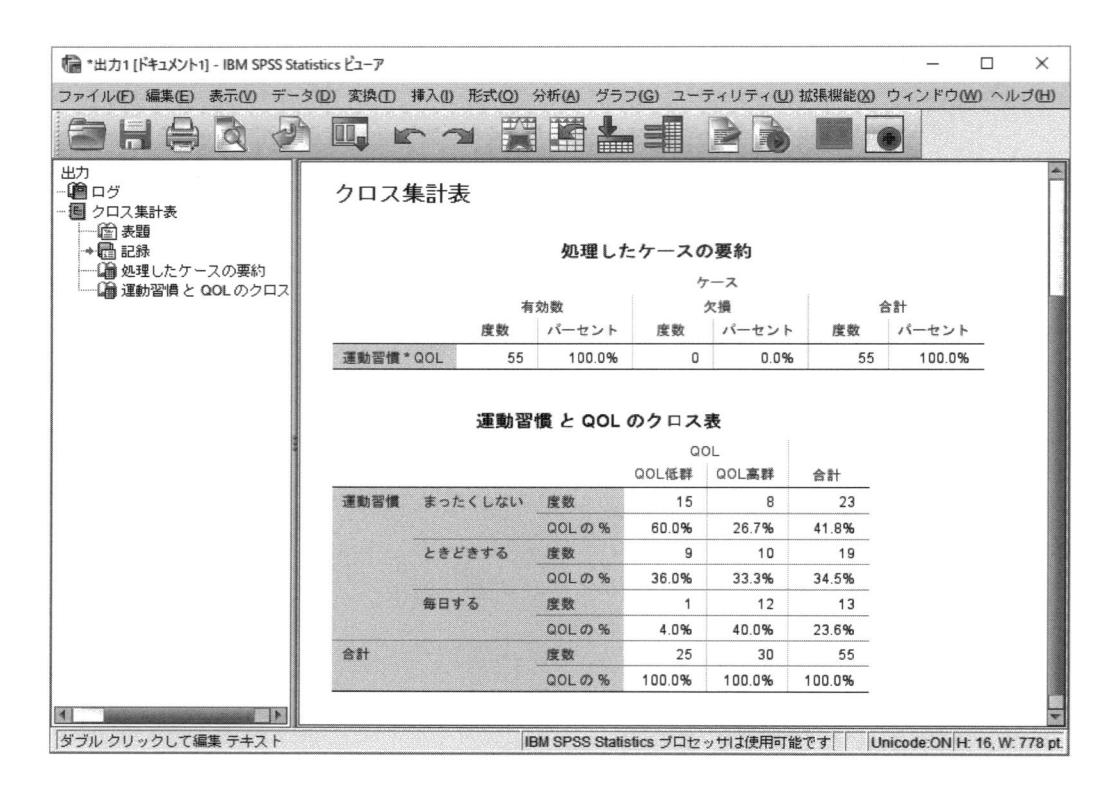

**図4.3　クロス集計表の出力結果**

　処理したケースの要約には分析に使用された有効な度数、欠損値が含まれるケースの数、全体の度数が表示されます。この例では欠損値がないので、すべてのケースが分析に用いられたことになります（ケースとは、被験者 ID に相当します）。

　次に、**運動習慣と QOL のクロス表**については詳しく見ていきます。

運動習慣と QOL について、3 × 2 のクロス集計表が作成されています（図 4.4）。

**運動習慣 と QOL のクロス表**

| | | | QOL低群 | QOL高群 | 合計 |
|---|---|---|---|---|---|
| | | | | QOL | |
| 運動習慣 | まったくしない | 度数 | 15 | 8 | 23 |
| | | QOL の % | 60.0% | 26.7% | 41.8% |
| | ときどきする | 度数 | 9 | 10 | 19 |
| | | QOL の % | 36.0% | 33.3% | 34.5% |
| | 毎日する | 度数 | 1 | 12 | 13 |
| | | QOL の % | 4.0% | 40.0% | 23.6% |
| 合計 | | 度数 | 25 | 30 | 55 |
| | | QOL の % | 100.0% | 100.0% | 100.0% |

QOL 低群は、
「まったくしない」人がもっとも多く、
「毎日する」人がもっとも少ない。

QOL 高群は、
「まったくしない」人がもっとも少なく、
「毎日する」人がもっとも多い。

**図 4.4　運動習慣と QOL のクロス集と読み取り**

　つまり、運動習慣と QOL の間には関連性があると考えられます。しかし、クロス集計表からわかることは標本での関係です。もっとも知りたいことは、母集団において関連性があるかどうかなので、次に独立性の検定を使って関連の有意性を検討します。

標本についての分析は記述統計、母集団についての分析は推測統計です。
記述統計の後は、標本での関係が母集団においても同じようにいえるかどうかを
調べるために推測統計へと進みます。
この段階では変数間の関連性に注目しています。カテゴリ間の関連性については
独立性の検定の後に確認します。

# 独立性の検定

次に、2つの変数間の関連性を**独立性の検定**を利用して調べます。検定の流れは次の通りです。

| | |
|---|---|
| **Step 1** | 帰無仮説「運動習慣と QOL に関連性がない」 |
| **Step 2** | 検定統計量を計算 |
| **Step 3** | 有意確率と有意水準を比較 |
| **Step 4** | 仮説の判断 |

ここでの帰無仮説は、

帰無仮説:運動習慣と QOL に関連性がない

と設定します。次に、検定統計量と有意確率を SPSS を利用して求めます。

**ヒトコト** 独立性の検定は、観測度数と期待度数の差を利用した分析手法です。**観測度数**は、そのセルにおける実際に観測された度数で、**期待度数**は、本来そのセルで観測されると期待される度数です。期待度数は、

$$\frac{ある行の度数の合計}{全度数} \times \frac{ある列の度数の合計}{全度数} \times 全度数$$

と計算します。例えば、図 4.4 の「まったくしない」の合計は 23、「QOL 低群」の合計は 25 なので、期待度数は次のように計算します。

$$\frac{23}{55} \times \frac{25}{55} \times 55 \approx 10.5$$

### SPSS　独立性の検定の手順

　SPSS の独立性の検定の手順は、途中までクロス集計表の手順と同じです。

**手順 1**　[分析] メニュー　▶　[記述統計]　▶　[クロス集計表] を選択します。

**手順 2**　「運動習慣」▶ [行]、「QOL」▶ [列] へ指定されていることを確認します。

**手順 3**　[統計量] ボタン　▶　[カイ 2 乗] をチェックします。

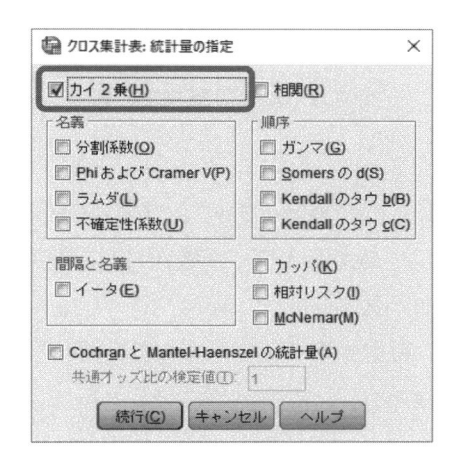

**手順 4**　[続行] ボタン　▶　[OK] ボタンをクリックします。

　出力ビューアに独立性の検定結果が表示されます。ここでは、**カイ 2 乗検定**の表を
確認します（図 4.5）。

注目 2　　カイ2乗検定　　注目 1

|  | 値 | 自由度 | 漸近有意確率<br>(両側) |
|---|---|---|---|
| Pearson のカイ 2 乗 | 11.128[a] | 2 | .004 |
| 尤度比 | 12.733 | 2 | .002 |
| 線型と線型による連関 | 10.356 | 1 | .001 |
| 有効なケースの数 | 55 | | |

a. 0 セル (0.0%) は期待度数が 5 未満です。最小期待度数は
5.91 です。　　注目 3

**図 4.5　カイ 2 乗検定の表**

注目 1　**漸近有意確率（両側）**：Pearson のカイ 2 乗検定の有意確率を示しています。

この値と有意水準 0.05 を比較して、帰無仮説が棄却されるかどうかを

判断します。

**有意確率 0.004 ＜ 有意水準 0.05**　なので、帰無仮説は棄却されます。

つまり、母集団において、

 1 週間の運動習慣と健康の QOL には**関連性がある**

と結論づけられます。

**注目 2** **値**：Pearson のカイ 2 乗検定の検定統計量を示しています。
論文などでは、

> 1 週間の運動習慣と健康の QOL には有意な関係性が
> 認められた（ $\chi^2(2) = 11.128,\ p < .05$）.

と記述されます。式中の (2) は自由度を表しています。

**注目 3** 表の脚注：Pearson のカイ 2 乗の値についての注が表示されます。
クロス集計表における期待度数が 5 未満のセルの割合と、すべてのセルにおける
最小の期待度数に関する情報が表示されています。
期待度数が 5 未満のセルが全体の 20%以上であったり、最小期待度数が 1 未満の
セルがあったりするとカイ 2 乗分布による近似が悪くなるので、検定結果が正し
く得られていない可能性があります。

おしえて先生！

検定結果が正しく得られていないかもしれないときは、
どうしたらいいんですか？

お答えします

そのような場合は、データ数を増やしたり、カテゴリをまとめて
カテゴリ数を減らすことを検討します。

　検定結果が正しく得られていない可能性がある場合は、データ数の見直しやカテゴリ数を
減らすなどの工夫が必要となります。

カイ2乗値ではなく、**Yate's の補正（連続修正）**や **Fisher の直接法**と呼ばれる値を用いる方法もあります。

### カイ2乗検定

| | 値 | 自由度 | 漸近有意確率（両側） | 正確な有意確率（両側） | 正確有意確率（片側） |
|---|---|---|---|---|---|
| Pearson のカイ2乗 | 1.953[a] | 1 | .162 | | |
| 連続修正[b] | 1.261 | 1 | .261 | | |
| 尤度比 | 1.959 | 1 | .162 | | |
| Fisher の直接法 | | | | .182 | .131 |
| 線型と線型による連関 | 1.917 | 1 | .166 | | |
| 有効なケースの数 | 55 | | | | |

a. 0 セル (.0%) は期待度数が 5 未満です。最小期待度数は 10.45 です。

b. 2x2 表に対してのみ計算

**図 4.6　SPSS における 2×2 クロス集計表の結果の例**

 SPSS のオプション Exact Tests が使える場合は、2×2 クロス集計表以外でも Fisher の直接法が求められます。［正確確率］ボタンから設定できます。

　独立性の検定の結果、運動習慣と QOL には有意な関連性があることがわかりました。しかし、この検定の結果は、少なくとも 1 つのカテゴリ間に関連性があることまでしかわからないので、次にどのカテゴリ間に関連性（ここでは母比率の差）があるのかを**多重比較**と呼ばれる分析手法を用いて調べます（図 4.7）。

### 運動習慣 と QOL のクロス表

| | | | QOL低群 | QOL高群 | 合計 |
|---|---|---|---|---|---|
| 運動習慣 | まったくしない | 度数 | 15 | 8 | 23 |
| | | QOL の % | 60.0% | 26.7% | |
| | ときどきする | 度数 | 9 | 10 | |
| | | QOL の % | 36.0% | 33.3% | |
| | 毎日する | 度数 | 1 | 12 | |
| | | QOL の % | 4.0% | 40.0% | |
| 合計 | | 度数 | 25 | 30 | 55 |
| | | QOL の % | 100.0% | 100.0% | 100.0% |

（QOL の列見出し上部に「QOL」）

> 運動をまったくしない人の
> QOL 高群と低群の比率は
> 有意に差があるのか？

**図 4.7　カテゴリ間の有意差**

　この多重比較は 2 つまたは 3 つ以上のカテゴリ間の比率の差を調べる分析手法です。2 つの場合は 2 つのグループの母比率の差の検定、3 つ以上の場合は Bonferroni の調整による多重比較が用いられます。

独立性の検定の後に行う検定には、多重比較の他に、観測度数と期待度数の差である残差（調整済み標準化残差）を利用した**残差分析**と呼ばれる手法もあります。

多重比較を行うために、[セルの表示設定]にある[Z検定]の設定を利用します。

**手順 1** ［分析］メニュー ▶ ［記述統計］ ▶ ［クロス集計表］を選択します。

**手順 2** 「運動習慣」 ▶ ［行］、「QOL」 ▶ ［列］へ指定されていることを確認します。

**手順 3** ［セル］ボタン ▶ ［Z検定］の［列の割合を比較］をチェックします。

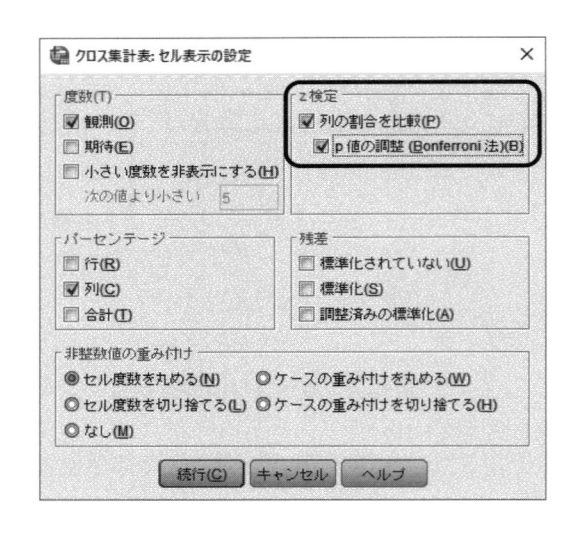

 3つ以上のカテゴリ間（列方向）で多重比較を行う場合、[p値の調整（Bonferroni法）] のチェックを入れます。また、残差分析を行う場合は［残差］の［調整済みの標準化］ をチェックします。

**手順 4** ［続行］ボタン ▶ ［OK］ボタンをクリックします。

出力ビューアに、度数の横に添え字（サブスクリプト文字）が付いたクロス集計表が表示されます（図4.8）。

### 運動習慣 と QOL のクロス表

| | | | QOL低群 | QOL高群 | 合計 |
|---|---|---|---|---|---|
| 運動習慣 | まったくしない | 度数 | 15a | 8b | 23 |
| | | QOL の % | 60.0% | 26.7% | 41.8% |
| | ときどきする | 度数 | 9a | 10a | 19 |
| | | QOL の % | 36.0% | 33.3% | 34.5% |
| | 毎日する | 度数 | 1a | 12b | 13 |
| | | QOL の % | 4.0% | 40.0% | 23.6% |
| 合計 | | 度数 | 25 | 30 | 55 |
| | | QOL の % | 100.0% | 100.0% | 100.0% |

注目 ①

各サブスクリプト文字は、列の比率が .05 レベルでお互いに有意差がない QOL のカテゴリのサブセットを示します。

**図 4.8　添え字付きクロス集計表**

**注目 ①** 度数の横の添え字は、列方向での比率の有意差（有意水準 0.05）を表しており、同じ添え字の場合は有意差がない、異なる添え字の場合は有意差があることを表しています。

この例では、「まったくしない」と「毎日する」で「QOL 低群」と「QOL 高群」の添え字が異なるので、母比率に有意差があると読み取ります。
一方、「ときどきする」は添え字が同じなので母比率に有意差があるとはいえないと読み取ります。

## 独立性の検定と多重比較のまとめ

　以上の独立性の検定と多重比較の結果を、論文中の「結果」での記述例と合わせて、まとめてみます。

　まず運動習慣と QOL について独立性の検定を行った結果、

 1 週間の運動習慣と健康の QOL には有意な関係性が認められた（ $\chi^2(2) = 11.128,\ p < .05$ ）.

となり、有意な関係性があるとわかりました。

　そして、どのカテゴリ間に有意な関連性（比率の差）があるのか多重比較を行った結果、

 運動習慣を「まったくしない」では有意差が認められ「QOL 低群」の比率が高かった.「毎日する」でも有意差が認められ「QOL 高群」の比率が高かった. 一方,「ときどきする」では有意差は認められなかった.

とわかりました。

　この結果から、看護的な観点をふまえた解釈例を考えてみます。論文中の「考察」には、次のように記述します。

 以上より, 運動不足が生活の質の低下に関連していることから, 日常的な運動習慣が、QOL の向上には重要と考えられる.

## 4.3 流れをつかむ！ リスク比・オッズ比

　質的データ×質的データの分析は、独立性の検定だけではありません。

　ここでは、看護や医療でよく登場する、質的データの指標である**リスク比**と**オッズ比**について紹介します。

　用いられる変数は原因と結果の 2 つの質的変数で、それぞれ 0 と 1 で表現される
2 値データです。そして、コホート研究などの前向き研究ではリスク比を、
ケース・コントロール研究などの後ろ向き研究ではオッズ比を利用します。

　リスク比・オッズ比は、次の手順で求めます。（図 4.9）

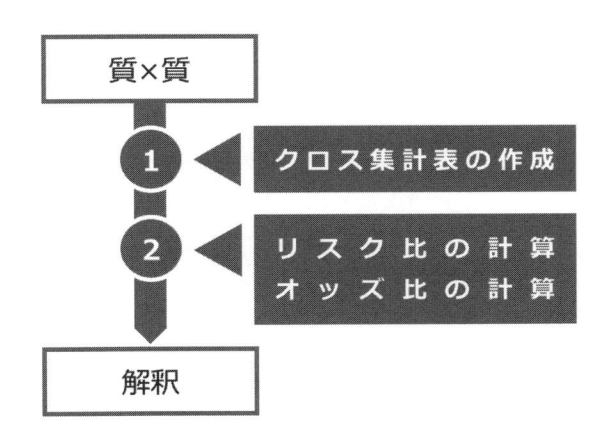

**図 4.9　リスク比・オッズ比の分析手順**

## ■ サンプルデータ❹

【分析目的】ここでの分析目的は、喫煙者と非喫煙者の心筋梗塞になるリスク比と、
心筋梗塞を発症した人と発症しない人の喫煙率のオッズ比を
調べることです。

【データ】次の表 4.4 は、喫煙の有無と心筋梗塞の有無の 150 人分のデータです。
喫煙の有無を「0．非喫煙」「1．喫煙」に、
心筋梗塞の有無を「0．心筋梗塞を発症していない」「1．心筋梗塞を発症した」
とコード化しています。

### 表 4.4　喫煙と心筋梗塞

| ID | 喫煙 | 心筋梗塞 | ID | 喫煙 | 心筋梗塞 | ID | 喫煙 | 心筋梗塞 | ID | 喫煙 | 心筋梗塞 | ID | 喫煙 | 心筋梗塞 |
|----|------|----------|----|------|----------|----|------|----------|----|------|----------|----|------|----------|
| 001 | 1 | 1 | 031 | 1 | 1 | 061 | 0 | 1 | 091 | 0 | 0 | 121 | 0 | 0 |
| 002 | 1 | 1 | 032 | 1 | 1 | 062 | 0 | 1 | 092 | 0 | 0 | 122 | 0 | 0 |
| 003 | 1 | 1 | 033 | 1 | 1 | 063 | 0 | 1 | 093 | 0 | 0 | 123 | 0 | 0 |
| 004 | 1 | 1 | 034 | 1 | 1 | 064 | 0 | 1 | 094 | 0 | 0 | 124 | 0 | 0 |
| 005 | 1 | 1 | 035 | 1 | 0 | 065 | 0 | 1 | 095 | 0 | 0 | 125 | 0 | 0 |
| 006 | 1 | 1 | 036 | 1 | 0 | 066 | 0 | 1 | 096 | 0 | 0 | 126 | 0 | 0 |
| 007 | 1 | 1 | 037 | 1 | 0 | 067 | 0 | 1 | 097 | 0 | 0 | 127 | 0 | 0 |
| 008 | 1 | 1 | 038 | 1 | 0 | 068 | 0 | 1 | 098 | 0 | 0 | 128 | 0 | 0 |
| 009 | 1 | 1 | 039 | 1 | 0 | 069 | 0 | 1 | 099 | 0 | 0 | 129 | 0 | 0 |
| 010 | 1 | 1 | 040 | 1 | 0 | 070 | 0 | 1 | 100 | 0 | 0 | 130 | 0 | 0 |
| 011 | 1 | 1 | 041 | 1 | 0 | 071 | 0 | 1 | 101 | 0 | 0 | 131 | 0 | 0 |
| 012 | 1 | 1 | 042 | 1 | 0 | 072 | 0 | 1 | 102 | 0 | 0 | 132 | 0 | 0 |
| 013 | 1 | 1 | 043 | 1 | 0 | 073 | 0 | 1 | 103 | 0 | 0 | 133 | 0 | 0 |
| 014 | 1 | 1 | 044 | 1 | 0 | 074 | 0 | 1 | 104 | 0 | 0 | 134 | 0 | 0 |
| 015 | 1 | 1 | 045 | 1 | 0 | 075 | 0 | 1 | 105 | 0 | 0 | 135 | 0 | 0 |
| 016 | 1 | 1 | 046 | 1 | 0 | 076 | 0 | 1 | 106 | 0 | 0 | 136 | 0 | 0 |
| 017 | 1 | 1 | 047 | 1 | 0 | 077 | 0 | 1 | 107 | 0 | 0 | 137 | 0 | 0 |
| 018 | 1 | 1 | 048 | 1 | 0 | 078 | 0 | 1 | 108 | 0 | 0 | 138 | 0 | 0 |
| 019 | 1 | 1 | 049 | 1 | 0 | 079 | 0 | 0 | 109 | 0 | 0 | 139 | 0 | 0 |
| 020 | 1 | 1 | 050 | 1 | 0 | 080 | 0 | 0 | 110 | 0 | 0 | 140 | 0 | 0 |
| 021 | 1 | 1 | 051 | 0 | 1 | 081 | 0 | 0 | 111 | 0 | 0 | 141 | 0 | 0 |
| 022 | 1 | 1 | 052 | 0 | 1 | 082 | 0 | 0 | 112 | 0 | 0 | 142 | 0 | 0 |
| 023 | 1 | 1 | 053 | 0 | 1 | 083 | 0 | 0 | 113 | 0 | 0 | 143 | 0 | 0 |
| 024 | 1 | 1 | 054 | 0 | 1 | 084 | 0 | 0 | 114 | 0 | 0 | 144 | 0 | 0 |
| 025 | 1 | 1 | 055 | 0 | 1 | 085 | 0 | 0 | 115 | 0 | 0 | 145 | 0 | 0 |
| 026 | 1 | 1 | 056 | 0 | 1 | 086 | 0 | 0 | 116 | 0 | 0 | 146 | 0 | 0 |
| 027 | 1 | 1 | 057 | 0 | 1 | 087 | 0 | 0 | 117 | 0 | 0 | 147 | 0 | 0 |
| 028 | 1 | 1 | 058 | 0 | 1 | 088 | 0 | 0 | 118 | 0 | 0 | 148 | 0 | 0 |
| 029 | 1 | 1 | 059 | 0 | 1 | 089 | 0 | 0 | 119 | 0 | 0 | 149 | 0 | 0 |
| 030 | 1 | 1 | 060 | 0 | 1 | 090 | 0 | 0 | 120 | 0 | 0 | 150 | 0 | 0 |

表 4.4 から 2 × 2 クロス集計表を作成します（表 4.5）。

2 つの変数に、原因と結果の関係がはっきりしている場合のクロス集計表では、行に原因変数、列に結果変数を配置するのが一般的です。

ここでは、表を見やすくするために各セルのパーセント表示を省略します。

**表 4.5　喫煙と心筋梗塞のクロス集計表（単位：人）**

| | | 結果変数 | | |
| | | 心筋梗塞を発症した（発症あり） | 心筋梗塞を発症していない（発症なし） | 合計 |
|---|---|---|---|---|
| 原因変数 | 喫煙（曝露群） | 34 | 16 | 50 |
| | 非喫煙（非曝露群） | 28 | 72 | 100 |
| | 合計 | 62 | 88 | 150 |

このクロス集計表を利用して、リスク比とオッズ比を求めます。

 **曝露群**とは、調査においてある要因を持つグループのことをいいます。

### リスク比

**リスク比**（Risk ratio：RR）は**相対危険度**ともいい、曝露群と非曝露群における発症などの割合の比で表されます。ある疾患にかかるリスクが、その要因の有無によって何倍になるかを表す指標としてコホート研究で用いられます。

$$\text{リスク比} = \frac{\text{曝露群における発症ありのリスク（割合）}}{\text{非曝露群における発症ありのリスク（割合）}} = \frac{p}{q}$$

### リスク比の計算

リスク比の計算では、まず曝露群と非曝露群の発症ありの割合を求めます。

表 4.5 より曝露群における疾病ありのリスク $p$ は、

$$p = \frac{34}{34 + 16} = \frac{34}{50} = 0.68$$

であり、非曝露群における疾病ありのリスク $q$ は、

$$q = \frac{28}{28 + 72} = \frac{28}{100} = 0.28$$

となります。

したがって、この 2 つのリスクの比が、リスク比となります。

$$\text{リスク比} = \frac{p}{q} = \frac{\dfrac{34}{34+16}}{\dfrac{28}{28+72}} = \frac{\dfrac{34}{50}}{\dfrac{28}{100}} \approx 2.43$$

求めたリスク比が 2.43 ということは、

 喫煙が心筋梗塞となるリスクは、非喫煙の **2.43 倍**である

ということです。ただし、リスク比「2.43」が高いか低いかは、統計的に判断することはできません。

 　例えば、喫煙と心筋梗塞のリスク比と、飲酒と心筋梗塞のリスク比を比較して評価することはできます。

喫煙の有無と心筋梗塞の有無：リスク比 2.43
飲酒の有無と心筋梗塞の有無：リスク比 1.98

この場合、飲酒よりも喫煙が心筋梗塞となるリスクのほうが高いと解釈できます。

**オッズ比**

**オッズ**とは、

　　　　「ある事象 A が起こる確率 $p$」と「ある事象 A が起こらない確率 $1-p$」

の比を表しています。

$$オッズ A = \frac{ある事象Aが起こる確率}{ある事象Aが起こらない確率} = \frac{p}{1-p}$$

**オッズ比**（Odds ratio：OR）とは、ある事象 A のオッズ A と、ある事象 B のオッズ B の比を表しています。

$$オッズ比 = \frac{ある事象AのオッズA}{ある事象BのオッズB} = \frac{\dfrac{p}{1-p}}{\dfrac{q}{1-q}}$$

　オッズ比は、1 より大きいか小さいかに注目します。オッズ比が 1 より大きい（小さい）場合は、オッズ A の起こる確率の方が高い（低い）ことを意味しています。

おしえて先生!

オッズ比がちょうど 1 だと、どうなるんですか？

お答えします

オッズ比が 1 の場合、
「ある事象 A と、ある事象 B の起こる確率が等しい」
「ある事象 A と、ある事象 B は関連していない」
などということを意味しています。

オッズ比の式より、オッズ比＝1の式を立てます。

$$\frac{\dfrac{p}{1-p}}{\dfrac{q}{1-q}} = 1$$

$$\frac{p}{1-p} = \frac{q}{1-q}$$

$$p(1-q) = q(1-p)$$

$$p - pq = q - qp$$

$$p = q$$

となり、$p = q$ であることがわかります。

つまり、オッズ比が 1 とは

「ある事象 A の起こる確率 $p$ 」と「ある事象 B の起こる確率 $q$ 」が等しい

ということです。

次に、表 4.4 のデータを利用して、実際にオッズ比を求めてみます。

オッズ比は、発症「あり／なし」の曝露群の比率が何倍になるかを表す指標です。主にケース・コントロール研究で用いられます。

オッズ比は、95%信頼区間と一緒に用いられます。

## オッズ比の計算

オッズ比の求め方はリスク比の場合とよく似ています。はじめに、表 4.4 のデータから表 4.5 と同じように 2 × 2 クロス集計表を作成します。

次に、発症ありにおけるオッズ A を計算します。

「ある事象 A が起こる確率」 とは「発症ありにおける曝露群の確率 $p$」

「ある事象 A が起らない確率」とは「発症ありにおける非曝露群の確率 $1 - p$」

なので、表 4.5 より「発症あり」におけるオッズ A は、

$$\text{オッズ A} = \frac{p}{1 - p} = \frac{\dfrac{34}{62}}{1 - \dfrac{34}{62}} = \frac{34}{28}$$

となります。同様に、「発症なし」におけるオッズ B は、次のようになります。

$$\text{オッズ B} = \frac{q}{1 - q} = \frac{\dfrac{16}{88}}{1 - \dfrac{16}{88}} = \frac{16}{72}$$

したがって、これらの 2 つのオッズの比がオッズ比となります。

$$\text{オッズ比} = \frac{\text{オッズ A}}{\text{オッズ B}} = \frac{\dfrac{34}{28}}{\dfrac{16}{72}} \approx 5.46$$

求めたオッズ比が 5.46 ということは、次のことを表してします。

 心筋梗塞を発症した人の喫煙率は、発症していない人の喫煙率の **5.46 倍**である

## 4.4 流れをつかむ！ 量的データ×量的データ

　2つの量的データを使った分析には、**相関分析**と**回帰分析**があります。相関分析では、2つの変数間の関係性の強さを調べ、回帰分析では、2つの変数の関係を直線で表現します。

　相関分析と回帰分析は、次の手順で分析を進めます（図4.10）。

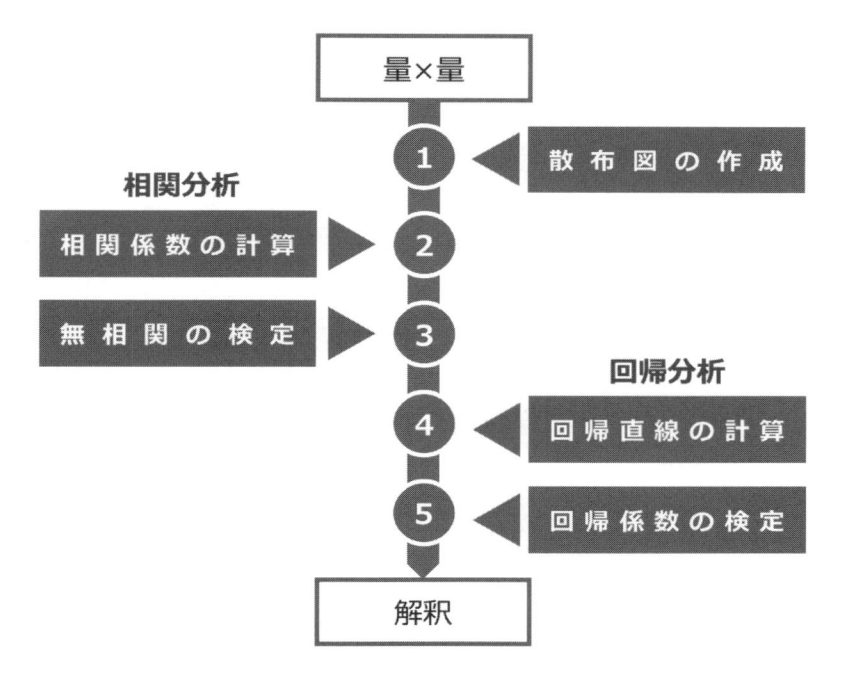

**図4.10　量的データ×量的データの分析手順**

回帰分析は、分析の目的や相関分析の結果に応じて行います。

ここでは、次のサンプルデータ❺を使って分析手順を紹介します。

# サンプルデータ❺

**【分析目的】** ここでの分析目的は、次のデータ（表 4.6）を用いて、母集団において相関関係が認められるかどうかと、相関関係があった場合、その関係を数式で表現することです。

**【データ】** 次のデータは、24 名の空腹時血糖値と HbA1c（NGSP）のデータです。

**表 4.6　空腹時血糖値と HbA1c**

| 被験者ID | 空腹時血糖値<br>（mg/dL） | HbA1c(NGSP)<br>（%） | 被験者ID | 空腹時血糖値<br>（mg/dL） | HbA1c(NGSP)<br>（%） |
|---|---|---|---|---|---|
| 1 | 202 | 7.2 | 13 | 267 | 10.9 |
| 2 | 167 | 6.9 | 14 | 167 | 8.3 |
| 3 | 193 | 6.9 | 15 | 169 | 5.6 |
| 4 | 190 | 9.1 | 16 | 132 | 4.6 |
| 5 | 171 | 6.3 | 17 | 109 | 5.7 |
| 6 | 223 | 8.6 | 18 | 157 | 5.9 |
| 7 | 196 | 6.2 | 19 | 331 | 14.2 |
| 8 | 152 | 7.7 | 20 | 100 | 3.9 |
| 9 | 271 | 10 | 21 | 177 | 6.5 |
| 10 | 305 | 11.1 | 22 | 150 | 7.7 |
| 11 | 255 | 10.5 | 23 | 159 | 7.4 |
| 12 | 225 | 9.5 | 24 | 96 | 4.8 |

※このサンプルデータ❺の母集団は、成人健常者とします。

　空腹時血糖値と HbA1c（NGSP）の値には、相関関係と呼ばれる関係性があることが知られています。

量的データと量的データの分析の出発点は、**散布図**と呼ばれるグラフの作成です。
ここでは SPSS を利用して散布図を作成し、変数（項目）間の関係を視覚的にとらえます。

## SPSS　散布図の作り方

**手順 1**　表 4.6 の空腹時血糖値と HbA1c のデータを SPSS へ入力します。

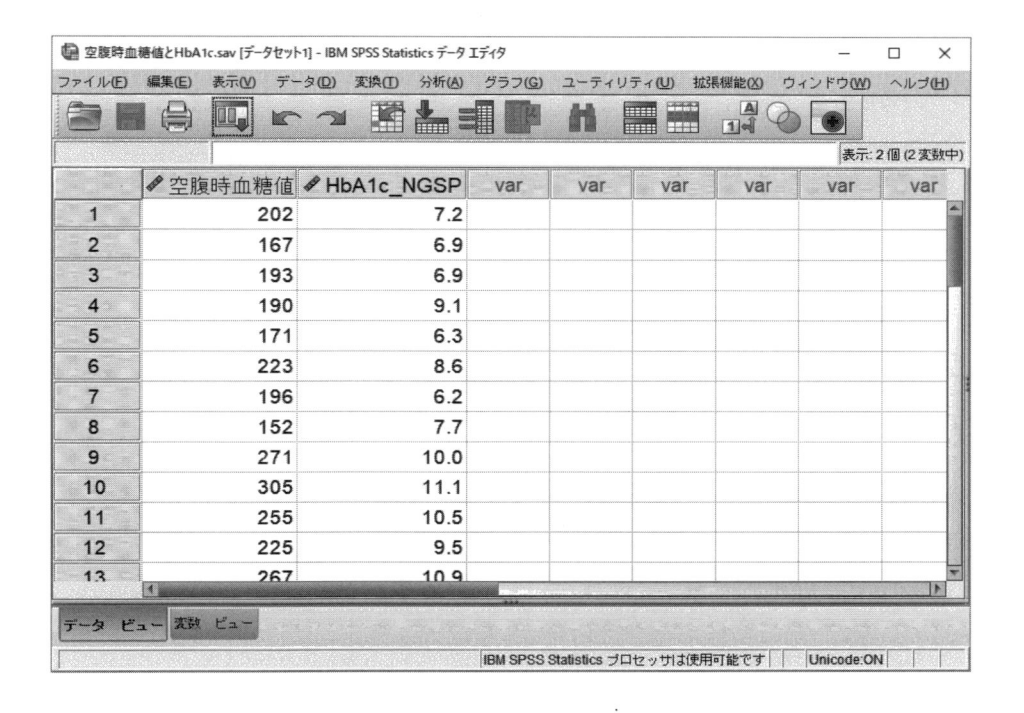

**手順 2** ［グラフ］メニュー ▶ ［レガシーダイアログ］ ▶ ［散布図/ドット］を
選択します。

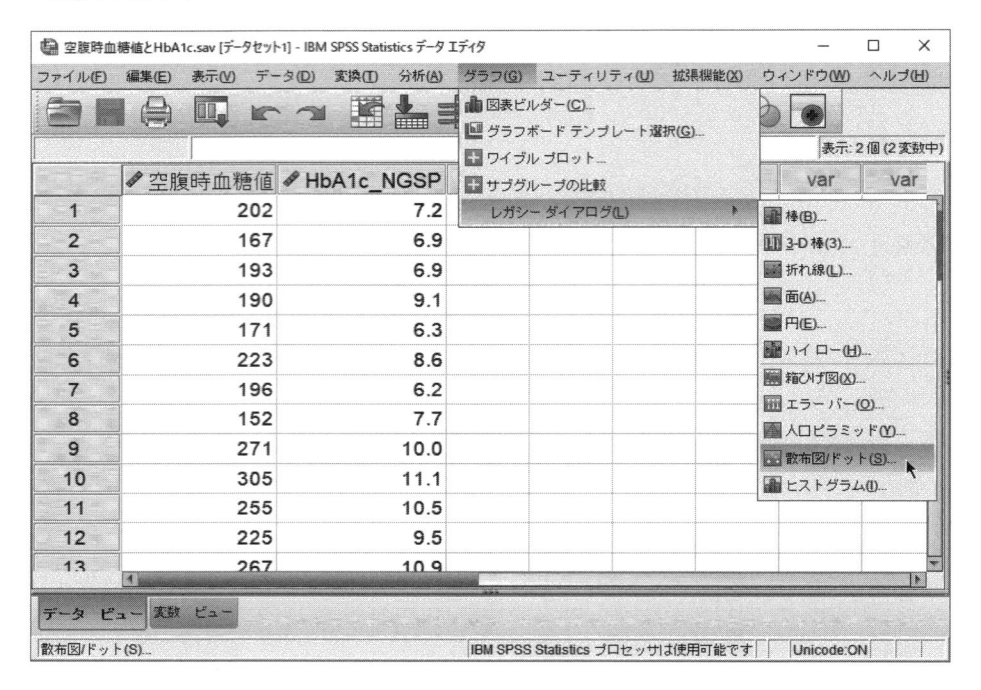

**手順 3** ［単純な散布］ ▶ ［定義］ボタンをクリックします。

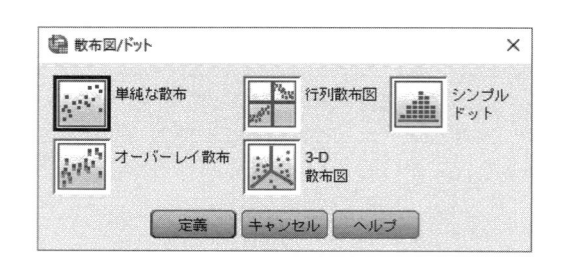

**手順 4** 散布図の縦軸（Y軸）に HbA1c_NGSP、横軸（X軸）に空腹時血糖値を
表示させたいので、

「HbA1c_NGSP」▶ ［Y軸］へ移動します。

「空腹時血糖値」▶ ［X軸］へ移動します。

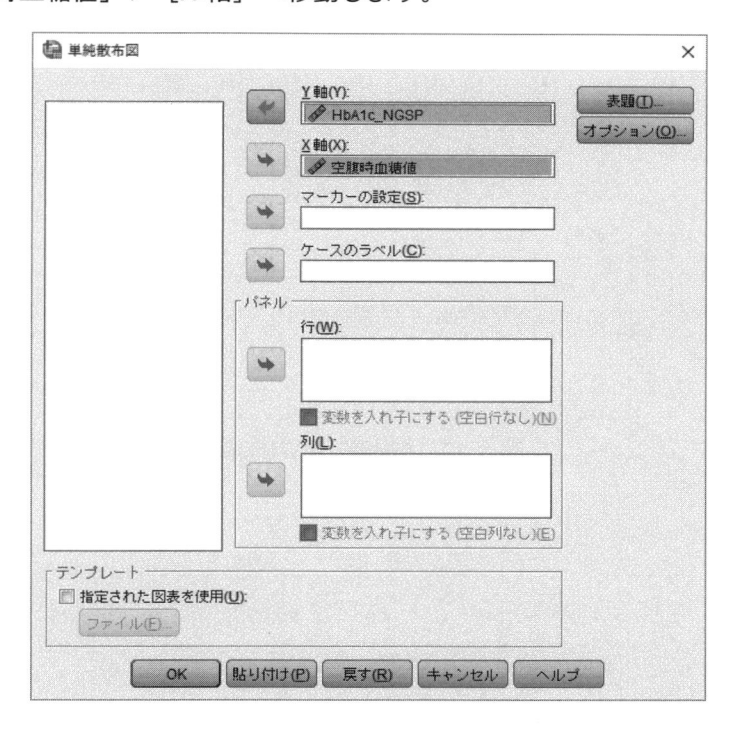

**手順 5** ［OK］ボタンをクリックします。

出力ビューアに散布図が表示されます（図4.11）。

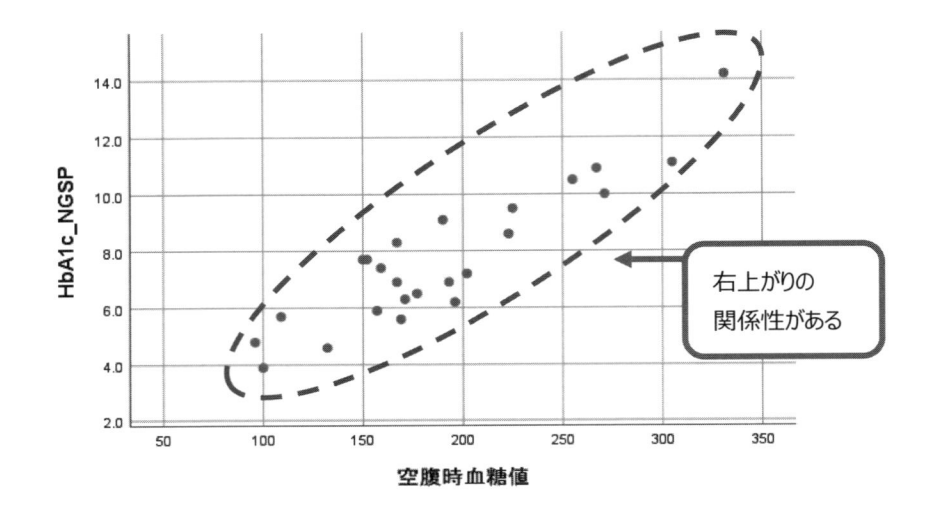

**図4.11　散布図の出力結果**

散布図から、

　空腹時血糖値が高いとHbA1cの値も高くなる傾向がある

と読み取ることができます。このような傾向をもつ関係性を相関関係といい、
この強さを相関係数$r$と呼ばれる値で表現をします。

相関分析や回帰分析に進むためには、データが直線状にプロットされていることが
重要です。放物線のように湾曲していたり層構造にプロットしている場合には、
この後の分析の結果に意味がなくなり、誤った解釈につながります。

**相関係数**

相関分析では、まず相関係数という2つの変数の関係性の強さを示す統計量を計算します。

**相関係数 $r$** は、データ数 $N$ 個の2つの変数を $x_1, x_2, \cdots, x_N$ と $y_1, y_2, \cdots, y_N$ とし、それぞれの平均値を $\bar{x}, \bar{y}$ としたときに、次の式で定義されます。これは **Pearson の積率相関係数**とも呼ばれます。

$$r = \frac{(x_1 - \bar{x})(y_1 - \bar{y}) + \cdots + (x_N - \bar{x})(y_N - \bar{y})}{\sqrt{(x_1 - \bar{x})^2 + \cdots + (x_N - \bar{x})^2} \sqrt{(y_1 - \bar{y})^2 + \cdots + (y_N - \bar{y})^2}}$$

相関係数 $r$ は $-1 \leq r \leq 1$ の範囲をとり、次のように解釈します。

“－1に近いほど負の相関関係が強い”
“＋1に近いほど正の相関関係が強い”

相関関係は、散布図と合わせて理解しておくことが重要です（図4.12）。

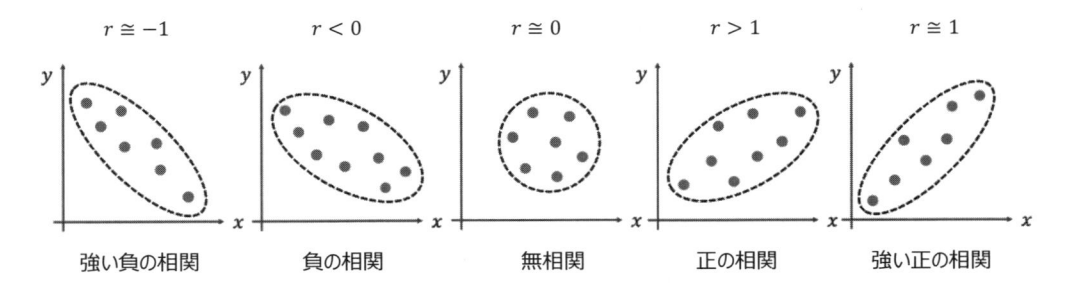

**図 4.12　相関係数と散布図の関係**

 相関関係とは、一方が増加するともう一方が直線的に増加または減少する関係のことです。

おしえて先生！

相関係数はいくつくらいだと、いい結果なんですか？

お答えします

求めた相関係数が強いか弱いか判断するのは研究分野によって
異なります。
相関係数が 0.4 くらいでも、相関が高いと表現する分野もあれば、
0.9 以上でないと高いといえない分野もあります。

相関係数の解釈の目安として、次の図のような表現があります（図 4.13）。

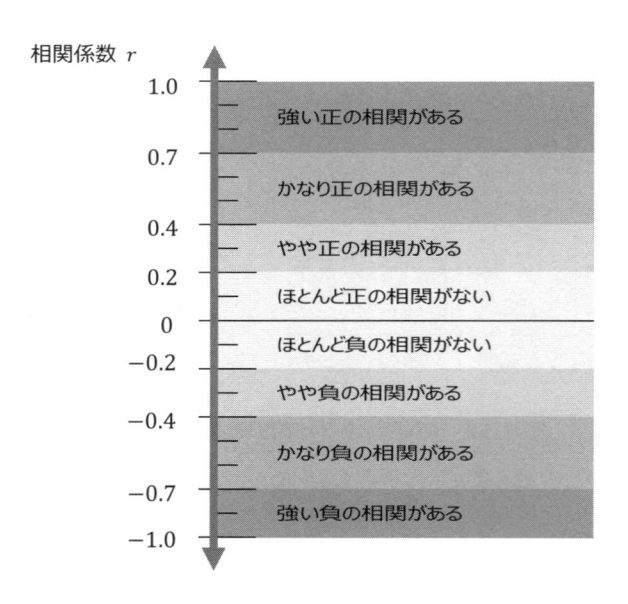

**図 4.13　相関係数の解釈の目安**

相関係数には、Pearson の積率相関係数以外にもいくつか種類があり、データの性質によって使い分けられます（表 4.7）。

**表 4.7　相関係数の種類**

| | |
|---|---|
| Pearson の積率相関係数 | 間隔尺度、比率尺度（パラメトリック） |
| Kendall の順位相関係数<br>Spearman の順位相関係数 | 順序尺度（ノンパラメトリック） |

Pearson の積率相関係数では、間隔尺度や比率尺度を用いますが、等間隔とみなせる順序尺度や 2 値データでも利用することができます。

さらに、偏相関係数や部分相関係数と呼ばれるものもあります。

おしえて先生!　相関係数 0.4 は、相関係数 0.2 の 2 倍、関係性が強いということですか？

お答えします

いくつかの相関係数を比較したい場合、
　「相関係数 A は相関係数 B の 2 倍ある」
などと表現することはありません。
　「相関係数 A は相関係数 B より大きい（小さい）」
などと表現します。

相関を調べたら、なんでも関係をいえちゃいますね。

むやみに相関分析を行っても意味はありません。データの性質と
相関分析で示せることをしっかり理解していないと、誤った結論
になってしまいます。

## 相関関係 と 因果関係

　２つの変数間に相関関係があるからといって、因果関係までは断言できません。
また逆に、因果関係があっても、統計的な相関関係があるとは限りません。
因果関係を統計的に示す場合は、因果モデルを分析する回帰分析、さらには
パス解析や構造方程式モデルなど、より進んだ分析手法が必要となります。

## 見かけ上の相関

　２つの変数間に実際は相関関係がないのに、第３の変数の影響により、
見かけ上相関があるように見える場合、２つの変数間には**見かけ上の相関
（疑似相関）**があるといいます。その場合、偏相関係数を求めます。

### 誤った判断をする

相関係数は、2 つの変数間に直線的な関係があるかどうかを評価するもので、曲線や層構造がある場合などは、正しく評価できません。
散布図を描いて視覚的にデータの性質を確認してから、相関関係を判断しましょう。

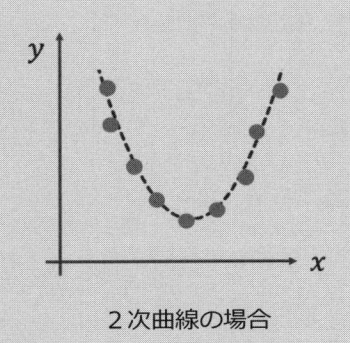

2 次曲線の場合

◀ 2 次曲線のような関係があっても
相関係数は 0 となる場合もあります。

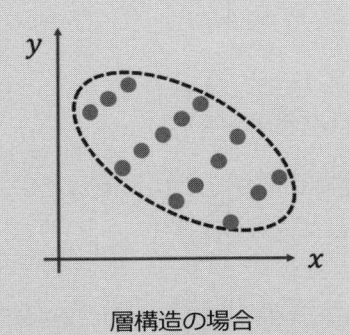

層構造の場合

◀ 全体的に見ると右下がりの関係があっても、
詳しく見ると右上がりの関係があるといった
場合もあります。

　図 4.11 の散布図では正の相関が見られました。次に相関係数を求め、統計量による相関の強さを確認します。ここで求める相関係数は標本での数値なので、さらに母集団でも相関関係があるかどうかを**無相関の検定**を使って調べます。

　検定の流れは次のとおりです。

| | |
|---|---|
| **Step 1** | 帰無仮説「空腹時血糖値と HbA1c に相関がない」 |
| **Step 2** | 検定統計量を計算 |
| **Step 3** | 有意確率と有意水準を比較 |
| **Step 4** | 仮説の判断 |

　ここでの帰無仮説は、

　　　　　　帰無仮説：空腹時血糖値と HbA1c に相関がない

と設定します。「相関がない」とは、母集団での相関係数が 0 という意味です。
また、2 つの変数の母集団は正規分布に従っていると仮定します。

**ヒトコト** サンプルデータ❺のような量的データは、母集団が特定の分布（特に正規分布）に従っていると仮定しているデータなので、「パラメトリックなデータ」とも呼ばれます。

**Excel では…** | 相関係数を求めるときは、[CORREL] 関数を使います。

## SPSS　相関係数と無相関の検定の手順

**手順 1**　表 4.6 の空腹時血糖値と HbA1c のデータを SPSS へ入力します。

**手順 2**　［分析］メニュー　▶　［相関］　▶　［2 変量］を選択します。

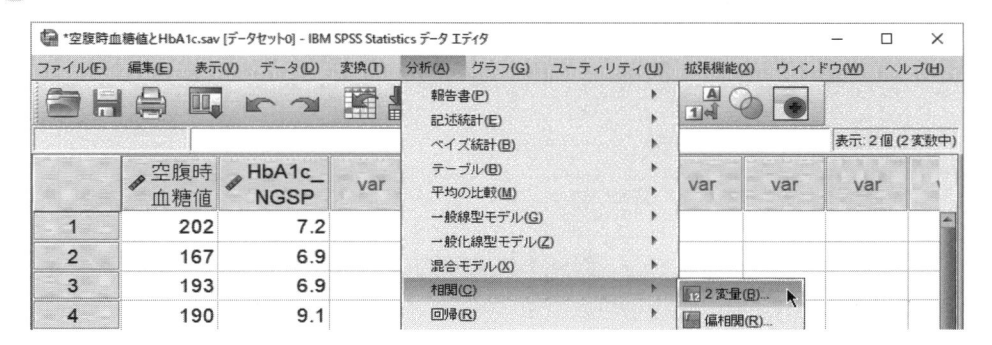

**手順 3**　「空腹時血糖値」と「HbA1c_NGSP」　▶　［変数］へ移動します。

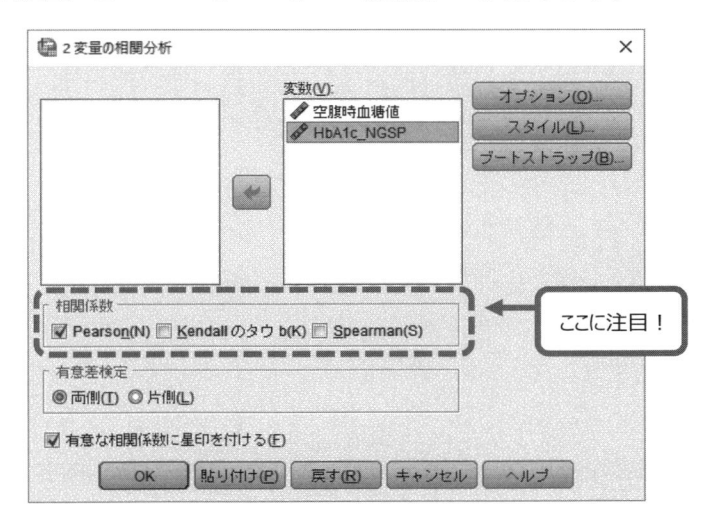

　　サンプルデータ❺は、母集団が正規分布に従っていると仮定しているので
　　Pearson の相関係数が用いられます。

**手順 4**　［OK］ボタンをクリックします。

出力ビューアに相関分析の結果が表示されるので、**相関**の表を確認します（図 4.14）。

**相関**

| | | 空腹時血糖値 | HbA1c_NGSP | |
|---|---|---|---|---|
| 空腹時血糖値 | Pearson の相関係数 | 1 | .912** | ← 注目 1 |
| | 有意確率 (両側) | | .000 | ← 注目 2 |
| | 度数 | 24 | 24 | |
| HbA1c_NGSP | Pearson の相関係数 | .912** | 1 | |
| | 有意確率 (両側) | .000 | | |
| | 度数 | 24 | 24 | |

**. 相関係数は 1% 水準で有意 (両側) です。　← 注目 3

**図 4.14　相関の表**

　**相関**の表は、右上と左下で対称となっているので、片方のみに注目します。
そして、「空腹時血糖値」と「HbA1c_NGSP」が交わるセルの値を読み取ります。

**注目 1 Pearson の相関係数**：相関係数の値を示しています。

　　つまり、

> 空腹時血糖値と HbA1c_NGSP の相関係数は 0.912 であり，
> 強い正の相関がある

　　と読み取れます。

 求めた相関係数が高いか低いかは、研究分野によって解釈が異なります。

この値と有意水準 0.05 を比較して、帰無仮説が棄却されるかどうかを
判断します。

**有意確率 0.000 ＜ 有意水準 0.05** なので、帰無仮説は棄却されます。

つまり、母集団において、

 空腹時血糖値と HbA1c_NGSP には**相関がある**

と結論づけられます。
論文などでは、

 空腹時血糖値と HbA1c_NGSP には有意な相関関係が
認められた（$r = 0.912$, $p < .05$）.

と記述します。

有意水準が 0.05（5%）で有意の場合は相関係数に「*」が付き、
0.001（1%）の場合は「**」が付きます。
この例では、0.001 水準でも有意なため「**」が付いています。

また、「.000」は 0 という意味ではなく、非常に小さな値という意味です。

### 回帰分析

　回帰分析は、ある量的変数からもう片方の量的変数の説明をしたり、予測をしたりする分析手法です。

　分析対象となる変数のことを**従属変数**（目的変数、応答変数）といい、従属変数を予測・説明する変数を**独立変数**（説明変数、予測変数）といいます。独立変数が1つの場合は**単回帰分析**、独立変数が2つ以上の場合は**重回帰分析**といいます。

　2つの量的変数に強い直線的な相関関係があり、さらに方向性を持っている場合は、単回帰分析に進むことで、より具体的に関係性を把握することができます。

おしえて先生!

相関係数があまり高くなかった場合、その後の分析はどうするんですか？

お答えします

相関係数があまり高くないときは回帰分析には進まず、相関分析までにとどめておきます。無理に直線関係を論じようとすると、誤った解釈となる可能性があります。

## 単回帰分析

単回帰分析は、1つの独立変数から従属変数を説明・予測する分析手法です。そこで、これら2つの量的変数の直線関係を表す**回帰直線**を考えます。

回帰直線を表す回帰式は、従属変数 $y$ の予測値 $Y$、独立変数 $x$、切片 $a$ 、傾き $b$ として次のように表せます（図 4.15）。

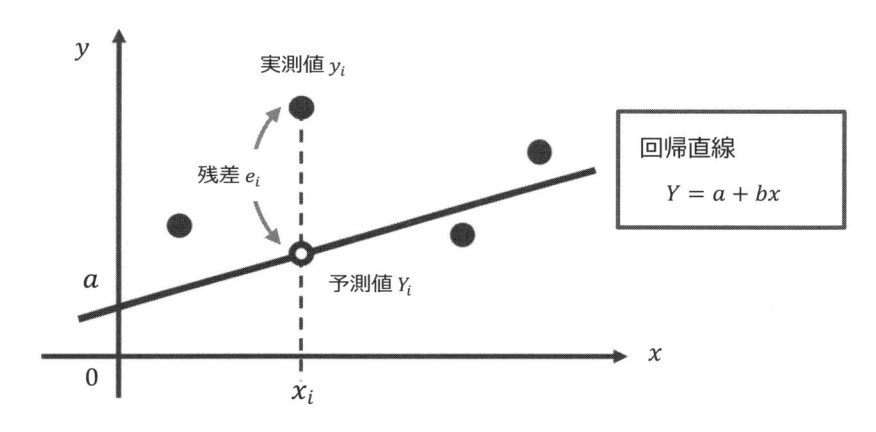

**図 4.15　回帰直線**

この傾き $b$ を**回帰係数**といいます。単回帰分析の回帰係数の解釈は、<u>独立変数の値が1単位増加したときに、従属変数の値がどれだけ増加するか</u>という影響度を意味しています。

 回帰直線は、実測値のデータ（$y_i, x_i$）ごとに予測値 $Y_i = a + bx_i$ を考え、残差（＝実測値 − 予測値）の平方和を最小にする**最小2乗法**と呼ばれる方法で切片 $a$ と傾き $b$ を求めます。

## SPSS　回帰直線の計算と回帰係数の検定の手順

　引き続き、サンプルデータ❺を用いて、空腹時血糖値から HbA1c の値を予測することを目的に、次の手順で単回帰分析を行います。

**手順 1**　［分析］メニュー ▶ ［回帰］ ▶ ［線型］を選択します。

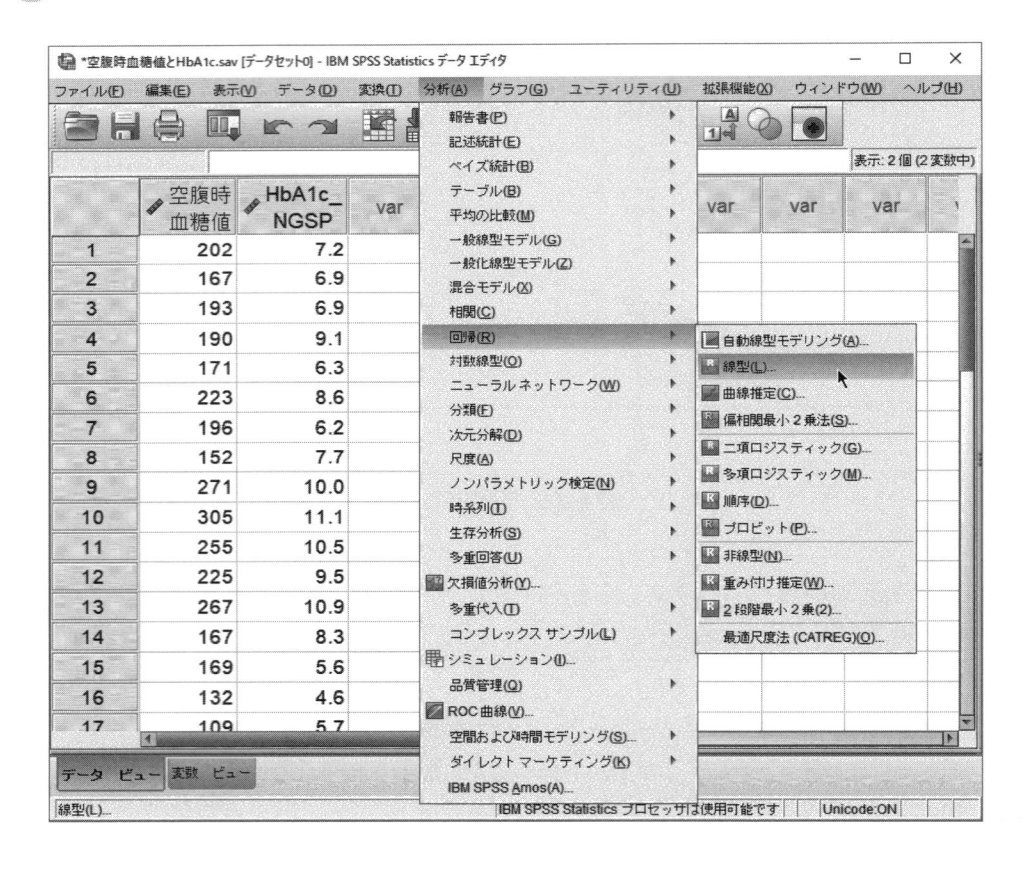

**手順 2** 空腹時血糖値から HbA1c を予測したいので
「空腹時血糖値」 ▶ ［独立変数］へ移動します。
「HbA1c_NGSP」 ▶ ［従属変数］へ移動します。

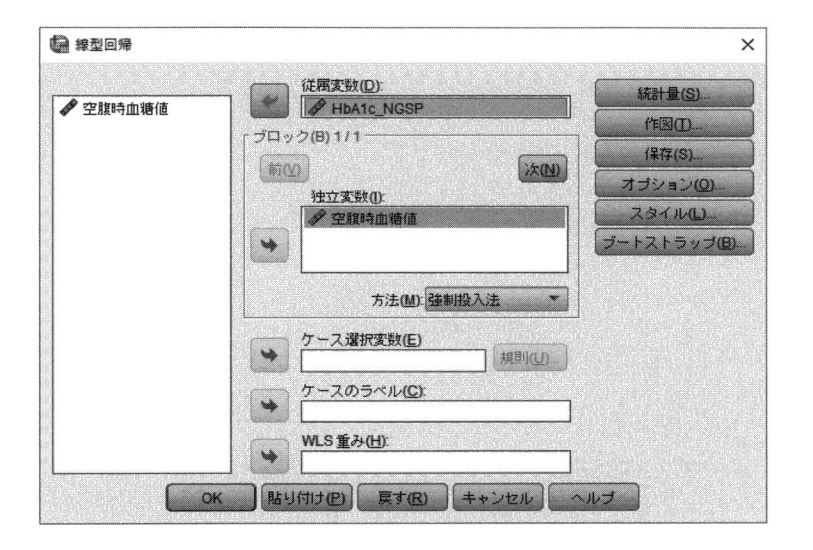

従属変数を目的変数、独立変数を説明変数と呼ぶこともあります。

**手順 3** 回帰係数の 95%信頼区間も出力させたいので

[統計量] ボタンをクリックし、[信頼区間] をチェックします。

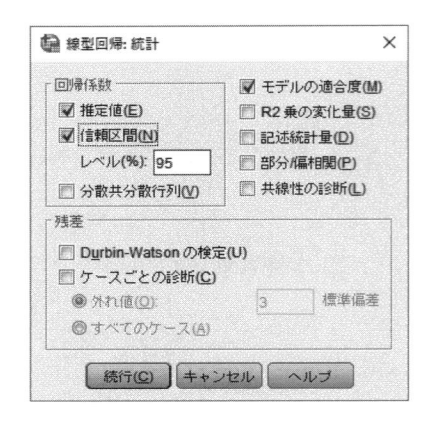

論文などでは、回帰係数だけでなく、信頼区間も合わせて表記することが求められます。
求めた回帰係数の信頼区間の幅が狭いと、より良い推測ができていると解釈されます。
一方、幅が広すぎてしまう場合は、データ数を増やすか、単回帰分析に適していないデー
タの可能性などが考えられます。

**手順 4** [続行] ▶ [OK] ボタンをクリックします。

出力ビューアに単回帰分析の結果が表示されます。

まず、**モデルの要約**の表から確認します（図 4.16）。

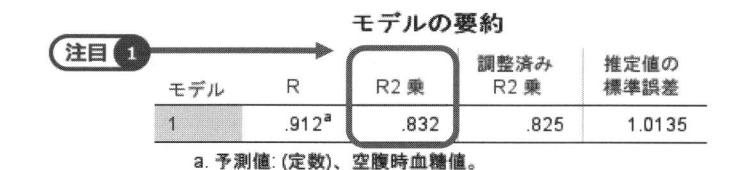

図 4.16　モデルの要約の表

 **注目 1** **R 2 乗**：決定係数や寄与率と呼ばれ、$0 \leq R^2 \leq 1$ の値をとります。

R 2 乗はデータに対する回帰直線の当てはまりの良さを表す指標で、
1 に近いほど独立変数が従属変数をよく説明できていると解釈します。

つまり、R 2 乗 = 0.832 なので、

> 独立変数が従属変数を 8 割ほど説明できている

と読み取れます。

この 0.832 が高いか低いか判断するには、先行研究などの結果と見比べる必要が
あります。**（自由度）調整済み R2 乗**は重回帰分析で用いられます。

次に、**係数**の表を見ます（図4.17）。

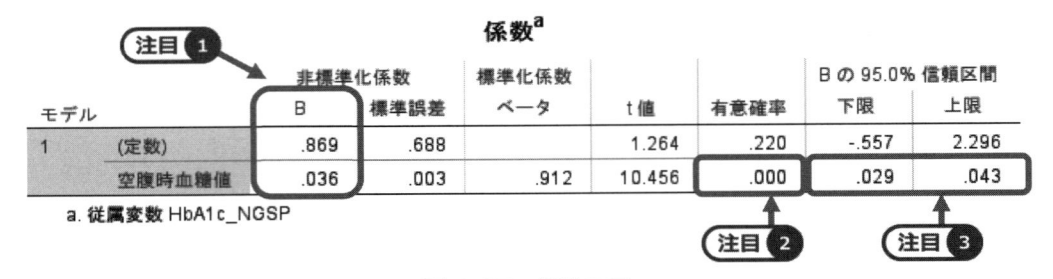

表内：

**係数**[a]

| モデル | | 非標準化係数 B | 標準誤差 | 標準化係数 ベータ | t値 | 有意確率 | B の 95.0% 信頼区間 下限 | 上限 |
|---|---|---|---|---|---|---|---|---|
| 1 | (定数) | .869 | .688 | | 1.264 | .220 | -.557 | 2.296 |
| | 空腹時血糖値 | .036 | .003 | .912 | 10.456 | .000 | .029 | .043 |

注目①（非標準化係数の B 列）／注目②（有意確率 .000）／注目③（下限・上限）

a. 従属変数 HbA1c_NGSP

**図 4.17　係数の表**

注目① この表には、求めたい回帰直線の切片と傾き、回帰係数の信頼区間に関する情報が出力されています。

　　**B：非標準化係数**の**（定数）**の B は回帰直線の切片を示しており、空腹時血糖値のB は回帰直線の傾き（回帰係数）を示しています（影響度合いとも解釈できます）。

　　よって、求める回帰直線は $Y = 0.869 + 0.036x$ となり、

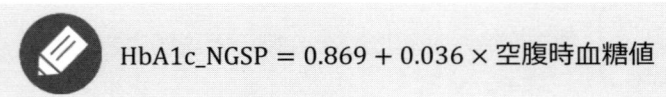

> HbA1c_NGSP = 0.869 + 0.036 × 空腹時血糖値

と書けます。そして、回帰係数が 0.036 であることから、

> 空腹時血糖値が 1（mg/dL）増えると、HbA1c の値が0.036%増えると予想される

と解釈できます。

　　また、**標準化係数ベータ**は主に重回帰分析で利用され、従属変数への影響の大きさを表しています。

**注目 ②** **有意確率**：帰無仮説「母集団において切片および回帰係数が **0 である**」の検定結果を示しています。

一般的に、定数よりも独立変数についての有意確率に注目します。

空腹時血糖値は **有意確率 0.000 ＜ 有意水準 0.05** なので、帰無仮説は棄却されます。

つまり、母集団において、

> 空腹時血糖値の回帰係数は，**0 ではないので，**
> 空腹時血糖値は HbA1c へ影響している

と解釈できます。

**注目 ③** **B の 95％信頼区間**：非標準化係数 B の定数と、回帰係数についての95％信頼区間を表しています。

回帰係数に注目すると、「下限 0.029 から上限 0.043」の範囲に母集団の回帰係数があるということです。論文などでは回帰係数と合わせて、この区間も記述します。

**ヒトコト** SPSS の出力には、これらの他に**分散分析**の表が出力されます。
これは帰無仮説「切片以外の回帰係数がすべて 0 である」（言い換えると、回帰式は役に立たない）の検定結果を示していて、主に重回帰分析のときに利用されます。

## 相関分析と回帰分析のまとめ

　以上の相関分析と回帰分析の結果を、論文中の「結果」での記述例と合わせて、まとめてみます。

　まず分析目的であった空腹時血糖値と HbA1c との相関関係は、

 　空腹時血糖値と HbA1c_NGSP には有意な強い正の相関関係が認められた（$r = 0.912, \ p < .05$）．

となり、母集団においても有意な相関関係が得られました。そして、これらの関係を式で表した回帰式は、

 　空腹時血糖値と HbA1c_NGSP には次の回帰式で表される関係にある．
HbA1c_NGSP $= 0.869 + 0.036 \times$ 空腹時血糖値
（$R^2 = 0.832, \ p < .05, \ 0.029 \leq \beta \leq 0.043$）

と表せました。

　この例では看護的な解釈は難しいため、この結果までの紹介とします。

 　さらに進んだ分析として、予測値の信頼区間も求め、グラフで表現することがあります。

**E**xcel では…　傾きを求めるときは、[SLOPE] 関数を使います。
　　　　　　　　切片を求めるときは、[INTERCEPT] 関数を使います。

単回帰分析は独立変数が1つでしたが、2つ以上あるときは
どのような分析をすればいいんですか？

独立変数が2つ以上の場合は、重回帰分析と呼ばれる手法が用い
られます。論文でも非常によく登場しますが、単回帰分析に比べ
難易度がグッと上がります。

ここでは、重回帰分析の概要についてのみ紹介します。

重回帰分析は、単回帰分析と同様に、従属変数を複数の独立変数を使って説明・予測する
分析手法です。重回帰分析では、

従属変数 $y$ の予測値 $Y$、　　独立変数 $x_i$、　　偏回帰係数 $b_i$ $(i = 1, \cdots, p)$

を用いて、次の重回帰式と呼ばれる式を考えます。

$$Y = b_0 + b_1 x_1 + \cdots b_p x_p$$

重回帰分析は、従属変数の尺度によって用いる分析手法が異なります（表4.8）。

**表4.8　分析手法と従属変数の尺度**

| 分析手法 | 従属変数の尺度 |
| --- | --- |
| 単回帰分析 | 間隔尺度、比率尺度 |
| 重回帰分析 | 間隔尺度、比率尺度 |
| ロジスティック回帰分析 | 名義尺度（2値または3値以上）<br>順序尺度（順序が3値以上） |

## 重回帰分析の手順

重回帰分析の手順は複雑ですが、大まかな流れは次の通りです（図4.18）。

**図4.18　重回帰分析の手順**

　各独立変数の解釈には標準偏回帰係数が用いられます。これは、それぞれの独立変数の偏回帰係数が単位に影響されているので、単位の影響をなくして比較できるようにするためです。解釈の仕方は単回帰分析のときと同じになります。


## 重回帰分析のアレコレ

### 変数間の関係性——多重共線性

　重回帰分析を行う際は、独立変数間に相関や一次式の関係がないことを仮定します。強い相関がある場合は**多重共線性**と呼ばれる問題が生じ、正しい分析結果が得られなくなります。事前に独立変数間の相関を求めておき、重要度の低い変数を除外してから分析を行います。


### データの入力——ダミー変数

　重回帰分析の独立変数として質的データを用いる場合は注意が必要です。そのような場合は**ダミー変数**に変換することで、質的データも分析に使用できます。

　例えば、重回帰分析で介護 Lv 1、Lv 2、Lv 3を示す質的データを用いたいときは、図4.19のように、介護Lvの各カテゴリを0と1データで示した数値をダミー変数として入力します。

**E.g.**

| ID | 従属変数 | 独立変数 | | | | |
|---|---|---|---|---|---|---|
| | 介護費用 | 食費 | 施設利用費 | 介護Lv1 | 介護Lv2 | 介護Lv3 |
| 1 | 610 | 1550 | 1280 | 1 | 0 | 0 |
| 2 | 730 | 1860 | 1110 | 1 | 0 | 0 |
| 3 | 620 | 1320 | 2160 | 1 | 0 | 0 |
| 4 | 550 | 1480 | 1090 | 0 | 1 | 0 |
| 5 | 610 | 1350 | 1550 | 0 | 1 | 0 |
| 6 | 550 | 1320 | 1350 | 0 | 1 | 0 |
| 7 | 630 | 1750 | 1220 | 0 | 1 | 0 |
| 8 | 810 | 1610 | 1610 | 0 | 0 | 1 |
| 9 | 700 | 1650 | 1750 | 0 | 0 | 1 |
| 10 | 660 | 1130 | 14980 | 0 | 0 | 1 |

**図 4.19　重回帰分析のデータ例**

　ところが、このまま介護 Lv 1、介護 Lv 2、介護 Lv 3を独立変数として使用すると、3つの変数間には

$$介護 Lv 1 + 介護 Lv 2 + 介護 Lv 3 = 1$$

という1次式の関係式が成り立つため、多重共線性が起こります。

　そのようなときは、介護 Lv 1、介護 Lv 2、介護 Lv 3の<u>いずれかを独立変数として用いない</u>ことで、多重共線性を回避することができます。つまり、質的データでは「カテゴリ数 − 1」個のダミー変数を用いるということです。

**重回帰式の評価**──自由度調整済み決定係数

　重回帰式の良さを評価する決定係数は、独立変数が多くなるほど高く算出される性質があります。独立変数が多い場合は、独立変数の数を考慮した**自由度調整済み決定係数**が用いられます。

## モデルの選択——AIC

　重回帰分析では、複数のモデル（独立変数の選び方が複数ある場合など）が考えられる場合は、**AIC（赤池情報量基準）**と呼ばれる指標を用いて、モデル同士でモデルの良さを比較します。いくつかのモデルの AIC を比較し、AIC が低いモデルが良いモデルと判断します。

## 残差分析

　回帰分析には残差に関する仮定がいくつかあり、その仮定を満たしているかどうかで、回帰分析が正しく行われているかを判断する方法があります。これを**残差分析**といいます。

①　残差には等分散性が仮定されています。
　そこで予測値と残差の散布図（**残差プロット**）を作成し、0 を中心に均等に散らばっているかを確認します。

②　残差には正規性が仮定されています。
　そこで残差について、**Q-Q プロット**と呼ばれるグラフを作成し、対角線上にプロットされているかで正規性を判断したり、ヒストグラムで正規性を確認したりする方法があります。

　これらを満たしていない場合は、重回帰式や重回帰モデルが妥当でない可能性があり、変数変換やモデルの再検討が必要となります。

**問題4-1.** 次のデータを用いて、所属する学部によって朝食をとる頻度に関係性があるか調べてみます。**(1)**～**(2)**に答えましょう。

**表4.9 所属学部と朝食の頻度**

| 学籍番号 | 所属学部 | 朝食の頻度 | 学籍番号 | 所属学部 | 朝食の頻度 | 学籍番号 | 所属学部 | 朝食の頻度 |
|---|---|---|---|---|---|---|---|---|
| A001 | 看護 | 毎日 | A021 | 看護 | 食べない | C001 | デザイン | 毎日 |
| A002 | 看護 | 毎日 | A022 | 看護 | 食べない | C002 | デザイン | 毎日 |
| A003 | 看護 | ときどき | B001 | 心理 | 毎日 | C003 | デザイン | 毎日 |
| A004 | 看護 | ときどき | B002 | 心理 | 毎日 | C004 | デザイン | 毎日 |
| A005 | 看護 | ときどき | B003 | 心理 | 毎日 | C005 | デザイン | 毎日 |
| A006 | 看護 | ときどき | B004 | 心理 | 毎日 | C006 | デザイン | 毎日 |
| A007 | 看護 | ときどき | B005 | 心理 | 毎日 | C007 | デザイン | 毎日 |
| A008 | 看護 | ときどき | B006 | 心理 | 毎日 | C008 | デザイン | 毎日 |
| A009 | 看護 | ときどき | B007 | 心理 | 毎日 | C009 | デザイン | 毎日 |
| A010 | 看護 | 食べない | B008 | 心理 | 毎日 | C010 | デザイン | 毎日 |
| A011 | 看護 | 食べない | B009 | 心理 | 毎日 | C011 | デザイン | 毎日 |
| A012 | 看護 | 食べない | B010 | 心理 | ときどき | C012 | デザイン | ときどき |
| A013 | 看護 | 食べない | B011 | 心理 | ときどき | C013 | デザイン | ときどき |
| A014 | 看護 | 食べない | B012 | 心理 | ときどき | C014 | デザイン | ときどき |
| A015 | 看護 | 食べない | B013 | 心理 | ときどき | C015 | デザイン | ときどき |
| A016 | 看護 | 食べない | B014 | 心理 | ときどき | C016 | デザイン | ときどき |
| A017 | 看護 | 食べない | B015 | 心理 | ときどき | C017 | デザイン | ときどき |
| A018 | 看護 | 食べない | B016 | 心理 | 食べない | C018 | デザイン | 食べない |
| A019 | 看護 | 食べない | B017 | 心理 | 食べない | C019 | デザイン | 食べない |
| A020 | 看護 | 食べない | B018 | 心理 | 食べない | C020 | デザイン | 食べない |

**(1)**「所属学部」と「朝食の頻度」についてクロス集計表を作成しましょう。

**(2)**「所属学部」と「朝食の頻度」について独立性の検定と多重比較を行いましょう。

**問題4-2.** 次のデータを用いて、1週間の学習時間とレポートの点数の関係性を調べてみます。（1）～（3）に答えましょう。

**表4.10　1週間の学習時間とレポートの点数**

| 学籍番号 | 学習時間（時間） | レポートの点数 | 学籍番号 | 学習時間（時間） | レポートの点数 |
|---|---|---|---|---|---|
| E001 | 5.7 | 56 | E011 | 8.9 | 58 |
| E002 | 5.1 | 39 | E012 | 10.5 | 67 |
| E003 | 10.0 | 44 | E013 | 13.6 | 43 |
| E004 | 18.8 | 83 | E014 | 14.4 | 61 |
| E005 | 22.2 | 98 | E015 | 14.7 | 49 |
| E006 | 11.4 | 38 | E016 | 12.9 | 50 |
| E007 | 25.0 | 90 | E017 | 24.1 | 72 |
| E008 | 2.9 | 23 | E018 | 13.0 | 75 |
| E009 | 19.3 | 91 | E019 | 3.5 | 45 |
| E010 | 15.1 | 74 | E020 | 7.2 | 25 |

**（1）**「学習時間」と「レポートの点数」について散布図を作成しましょう。

**（2）**「学習時間」と「レポートの点数」について相関分析を行いましょう。

**（3）**「学習時間」と「レポートの点数」について単回帰分析を行いましょう。

第 **5** 章

# 2つのグループ間の差って？

　第5章では、看護・医療の分野だけでなく、さまざまな分野で広く用いられている、量的データと質的データを使った、2グループ間の差に関する分析手法を紹介します。

　この統計処理は、**2グループの母平均の差の検定**または**t検定**と呼ばれ、2つの母集団の平均値が異なるかどうかを検定する方法です。

　2つの母集団からそれぞれデータを抽出するので、抽出した量的データとグループを表す質的データを組み合わせた分析といえます。

　グループ間の差に注目する分析は、より一般的には「差の検定」と呼ばれ、母比率を利用する**2グループの母比率の差の検定**もあります。母比率の差の検定の場合は、質的データと質的データの分析といえます。

　差の検定はデータの構造が重要で、データを取る被験者に前後関係（対応がある）かどうかで、用いる分析手法が異なります。母平均の差の検定については、母集団が正規分布に従うかどうかでも分析手法が異なります。

　この章では、対応のないt検定と、対応のあるt検定について紹介します。

**表 5.1　量的データと質的データの組み合わせ例**

|  | 量的データ | 質的データ |
|---|---|---|
| 対応なし | 身長<br>血糖値 | 性別<br>運動療法実施群と非実施群 |
| 対応あり | 血中乳酸濃度<br>最高血圧 | 運動負荷前後<br>薬物投与前後 |

## ●母平均の差の検定

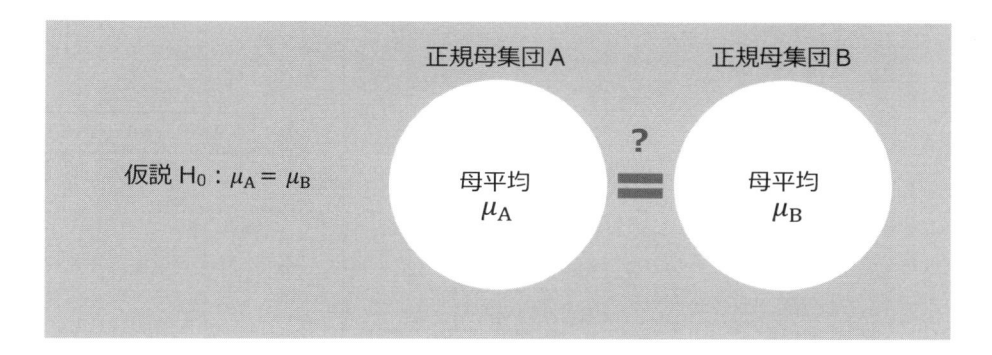

**図 5.1　2 つの母平均の差の検定**

## ●母比率の差の検定

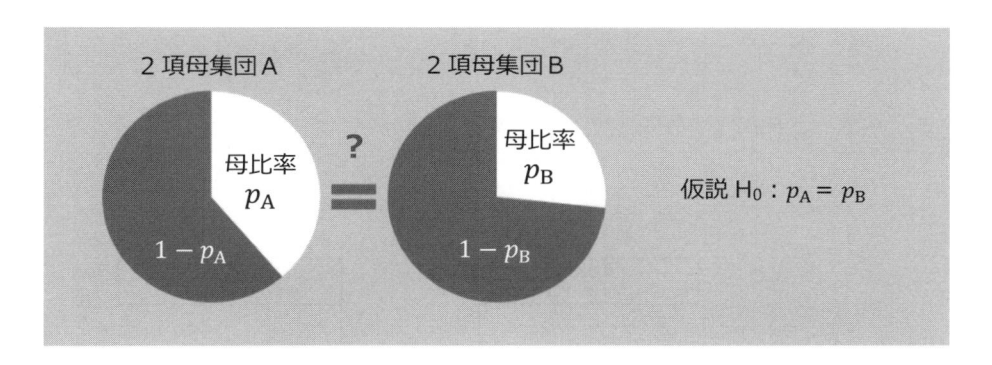

**図 5.2　2 つの母比率の差の検定**

## 母平均の差の検定チャート

　母平均の差の検定は1種類だけではなく、さまざまな前提や考慮すべき内容によって分析手法が枝分かれします。

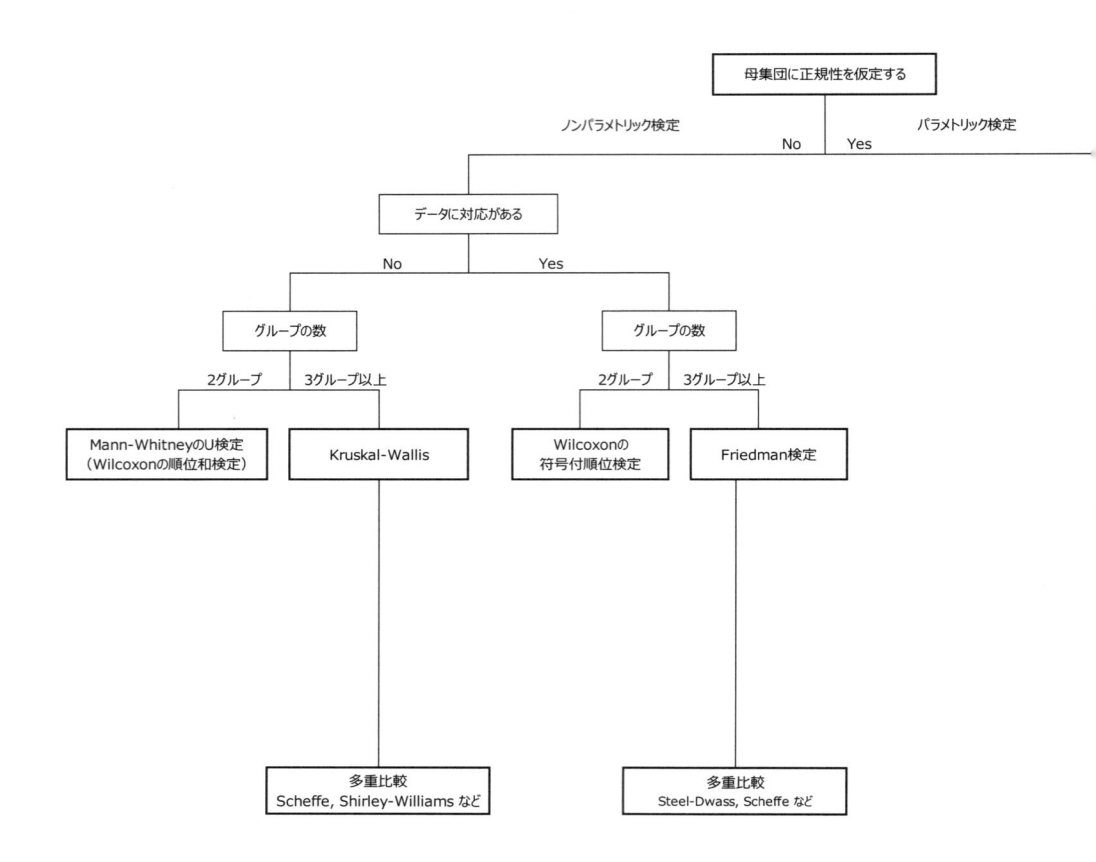

**図 5.3　母平均の差の検定チャート**

ここでは、代表的な分析手法について、基本的な流れを紹介します（図 5.3）。

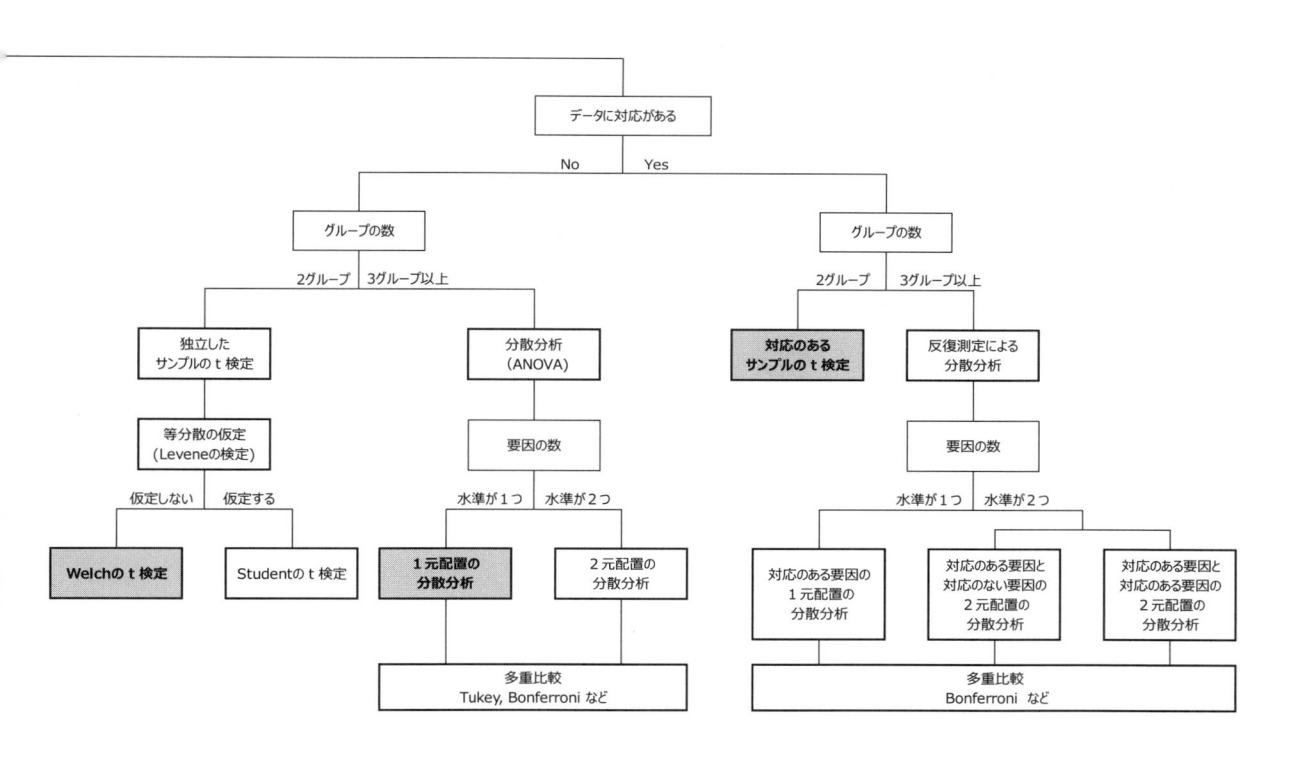

の部分は、本書で扱う分析手法です。

## 5.2　2つのグループの母平均の差の検定——対応のないデータ

　ここでは、2つのグループ間に「対応のない」場合の母平均の差の検定について、紹介します。この分析手法は、対応のない t 検定、独立サンプルの t 検定とも呼ばれます。

　次の手順で分析を進めます（図 5.4）。

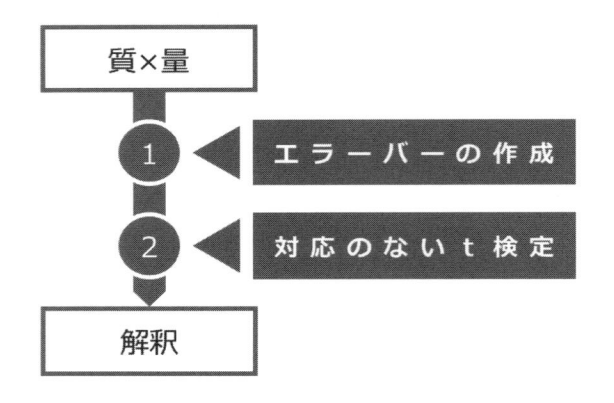

**図 5.4　対応のない t 検定の手順**

　「対応のない」とは、2つのグループ間のデータを、同一の被験者ではなく、別々の被験者から集めていることを指しています。

　この対応のない t 検定はグループ（水準）のデータの母集団に正規分布を仮定するので、パラメトリック検定に分類されます。

　ここでは、次のサンプルデータ❻を使って分析手順を紹介します。

## サンプルデータ❻

**【分析目的】** ここでの分析目的は、男性の高齢者における誤嚥性肺炎の患者と、
そうでない患者を対象に、食事時間に有意な差があるかどうかを
調べることです。

**【データ】** 次のデータは、非誤嚥性肺炎患者10名と誤嚥性肺炎患者10名の
1回の食事時間（分）のデータです（表5.2）。

**表5.2 非誤嚥性肺炎患者と誤嚥性肺炎患者の食事時間**

非誤嚥性肺炎患者

| 患者ID | 食事時間（分） |
|---|---|
| 1 | 28 |
| 2 | 31 |
| 3 | 27 |
| 4 | 30 |
| 5 | 26 |
| 6 | 28 |
| 7 | 33 |
| 8 | 29 |
| 9 | 29 |
| 10 | 30 |

誤嚥性肺炎患者

| 患者ID | 食事時間（分） |
|---|---|
| 11 | 21 |
| 12 | 27 |
| 13 | 24 |
| 14 | 26 |
| 15 | 22 |
| 16 | 30 |
| 17 | 24 |
| 18 | 24 |
| 19 | 18 |
| 20 | 26 |

**対応のないデータ**
2つのグループのデータは
それぞれ異なる被験者から
集めているので、
対応関係はありません。

「量的データ×質的データ」の分析というのは、
食事時間の**量的データ**と誤嚥性肺炎の有無を表す**質的データ**を使った
分析ということです。

**エラーバーの作成**

エラーバーや棒グラフを利用して、2 つのグループの標本平均と母平均に関する予想を視覚的に確認します。


### SPSS　エラーバー付きの棒グラフの作り方

ここでは SPSS を利用し、エラーバー付きの棒グラフを作図します。

エラーバーには母平均の 95%信頼区間を用います。

次のようにグループをコード化し、データを縦に並べて入力します（図 5.5）。

| 非誤嚥性肺炎患者 | |
|---|---|
| 患者ID | 食事時間(分) |
| 1 | 28 |
| 2 | 31 |
| 3 | 27 |
| 4 | 30 |
| 5 | 26 |
| 6 | 28 |
| 7 | 33 |
| 8 | 29 |
| 9 | 29 |
| 10 | 30 |

| 誤嚥性肺炎患者 | |
|---|---|
| 患者ID | 食事時間(分) |
| 11 | 21 |
| 12 | 27 |
| 13 | 24 |
| 14 | 26 |
| 15 | 22 |
| 16 | 30 |
| 17 | 24 |
| 18 | 24 |
| 19 | 18 |
| 20 | 26 |

| 患者ID | 食事時間(分) | 誤嚥性肺炎の有無 |
|---|---|---|
| 1 | 28 | 0 |
| 2 | 31 | 0 |
| 3 | 27 | 0 |
| 4 | 30 | 0 |
| 5 | 26 | 0 |
| 6 | 28 | 0 |
| 7 | 33 | 0 |
| 8 | 29 | 0 |
| 9 | 29 | 0 |
| 10 | 30 | 0 |
| 11 | 21 | 1 |
| 12 | 27 | 1 |
| 13 | 24 | 1 |
| 14 | 26 | 1 |
| 15 | 22 | 1 |
| 16 | 30 | 1 |
| 17 | 24 | 1 |
| 18 | 24 | 1 |
| 19 | 18 | 1 |
| 20 | 26 | 1 |

作図のときは縦に並べる

> 非誤嚥性肺炎の患者　▶　0
>
> 誤嚥性肺炎の患者　▶　1

**図 5.5　SPSS のデータ入力**

**手順 1** 表 5.2 の食事時間と誤嚥性肺炎の有無のデータを、SPSS へ入力します。

| | 食事時間 | 誤嚥性肺炎の有無 | var | var | var | var | var | var | v |
|---|---|---|---|---|---|---|---|---|---|
| 1 | 28 | 0 | | | | | | | |
| 2 | 31 | 0 | | | | | | | |
| 3 | 27 | 0 | | | | | | | |
| 4 | 30 | 0 | | | | | | | |
| 5 | 26 | 0 | | | | | | | |
| 6 | 28 | 0 | | | | | | | |
| 7 | 33 | 0 | | | | | | | |
| 8 | 29 | 0 | | | | | | | |
| 9 | 29 | 0 | | | | | | | |
| 10 | 30 | 0 | | | | | | | |
| 11 | 21 | 1 | | | | | | | |
| 12 | 27 | 1 | | | | | | | |
| 13 | 24 | 1 | | | | | | | |
| 14 | 26 | 1 | | | | | | | |
| 15 | 22 | 1 | | | | | | | |
| 16 | 30 | 1 | | | | | | | |
| 17 | 24 | 1 | | | | | | | |

誤嚥性肺炎の有無は、

　　　　　　非誤嚥性肺炎の患者　▶ **0**

　　　　　　誤嚥性肺炎の患者　　▶ **1**

とコード化しています。

おしえて先生！

変数ビューから変数の設定はしなくていいんですか？

お答えします

SPSS の［図表ビルダー］は、変数の尺度を正しく設定しないとデータに適したグラフが描けません。［変数ビュー］のタブをクリックして、作図に適した尺度を設定しておく必要があります。

［変数ビュー］タブをクリックし、各変数の尺度を

食事時間 ▶ ［スケール］
誤嚥性肺炎の有無 ▶ ［名義］

に設定しておきます（図 5.6）。

| | 名前 | 型 | 幅 | 小数桁数 | ラベル | 値 | 欠損値 | 列 | 配置 | 尺度 | 役割 |
|---|---|---|---|---|---|---|---|---|---|---|---|
| 1 | 食事時間 | 数値 | 8 | 0 | | なし | なし | 8 | 右 | スケール | 入力 |
| 2 | 誤嚥性肺炎の有無 | 数値 | 8 | 0 | | {0, 非誤性肺炎}... | なし | 9 | 右 | 名義 | 入力 |
| 3 | | | | | | | | | | スケール | |
| 4 | | | | | | | | | | 順序 | |
| 5 | | | | | | | | | | 名義 | |
| 6 | | | | | | | | | | | |

データ ビュー　変数 ビュー

IBM SPSS Statistics プロセッサは使用可能です　Unicode:ON

**図 5.6　変数ビューでの尺度の設定**

**手順 2** ［グラフ］メニュー ▶ ［図表ビルダー］を選択します。

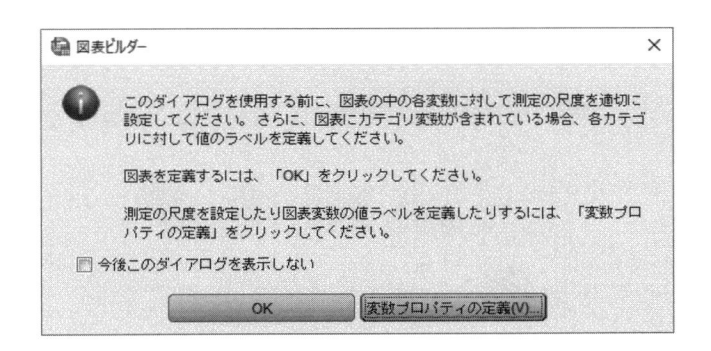

［図表ビルダー］を選択すると、次のメッセージが表示されます（図 5.7）。

**図 5.7　図表ビルダーの尺度設定に関する注意**

適切な尺度を設定していないと正しくグラフができないというメッセージです。事前に設定していない場合は、［変数プロパティの定義］ボタンから設定できます。

ここでは、図 5.6 で設定したので、［OK］ボタンをクリックします。

次の画面では、描きたいグラフを画面下部から選択し、画面中央のキャンパスへドラッグして指定します。グラフに用いる変数は、画面左上の［変数］に表示されています。

**手順3**　［以下から選択］の［棒グラフ］が選択されていることを確認し、
　　　　　棒グラフのアイコンをキャンパスへドラッグします。

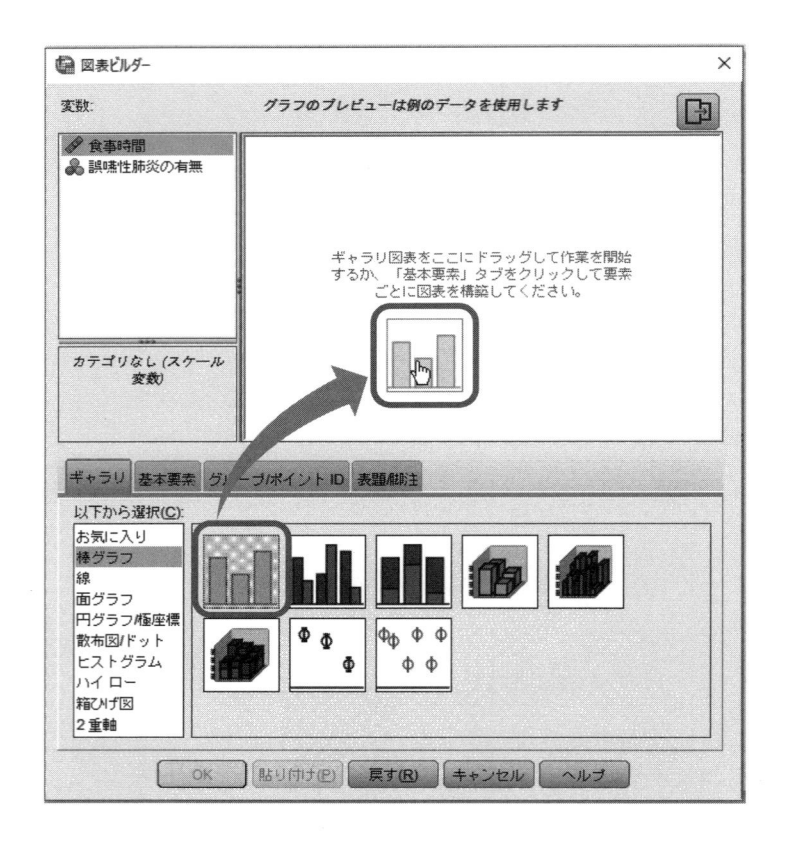

次のように、キャンパスに棒グラフが表示されます。

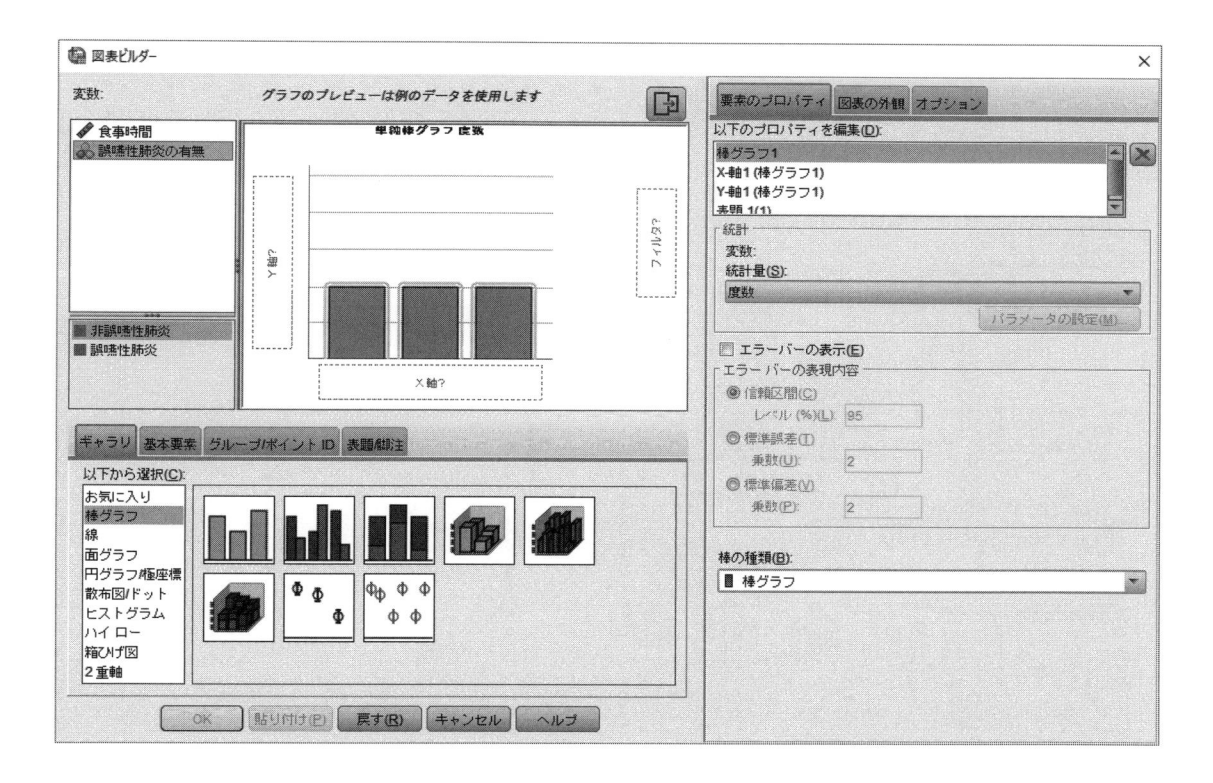

次に、横軸（X軸）と縦軸（Y軸）の変数を指定します。

**手順 4** 「食事時間」 ▶ ［Y 軸？］へドラッグします。

「誤嚥性肺炎の有無」 ▶ ［X 軸？］へドラッグします。

［要素のプロパティ］タブの ［エラーバーの表示］をチェックします。

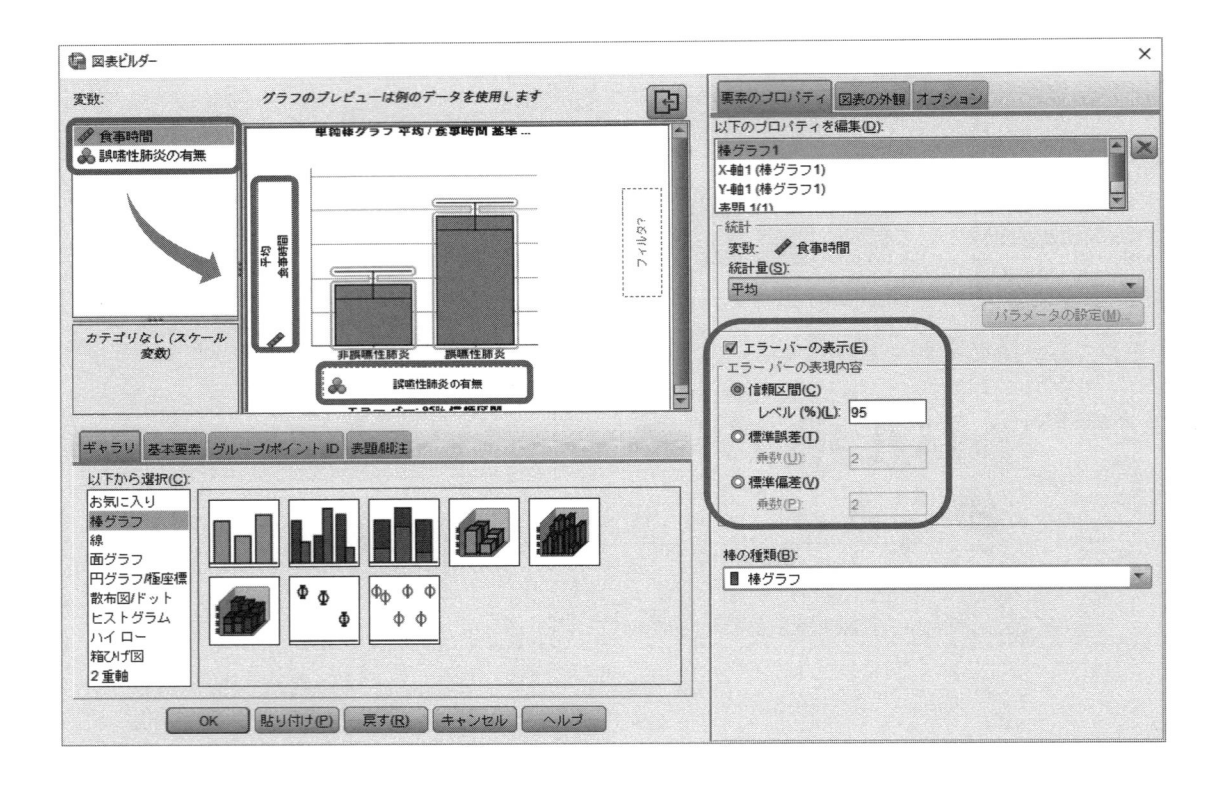

グラフの縦軸（Y 軸）は、指定した変数の平均値となります。

**手順 5** ［OK］ボタンをクリックします。

出力ビューアに、エラーバー付きの棒グラフが出力されます（図5.8）。

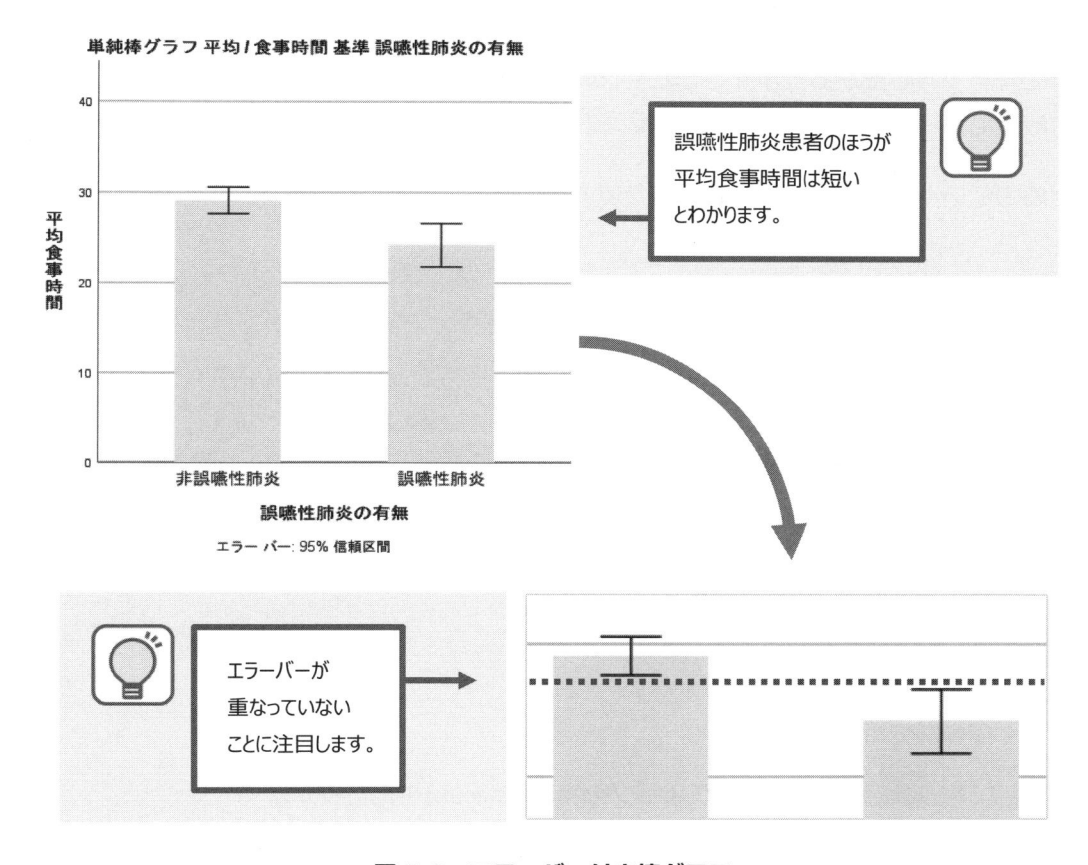

**図5.8　エラーバー付き棒グラフ**

　2つのエラーバーが重なっていないので、非誤嚥性肺炎と誤嚥性肺炎の母平均には差があると予想されます。

　この結果はあくまでも標本での関係なので、次に、対応のないt検定を使って、母集団においても有意な差があるかどうかを調べます。

## 1 - 2   対応のない t 検定

　対応のない t 検定を行う前に、 2 つの母集団の正規性と等分散性が仮定できているか否かを確認する必要があります。ここでは、正規性は成り立っているものとし、等分散性については、SPSS の分析結果の出力で判断します。

　対応のない t 検定の流れは、次の通りです。

Step 1　帰無仮説「2 つのグループの食事時間の母平均に差がない」

Step 2　検定統計量を計算

Step 3　有意確率と有意水準を比較

Step 4　仮説の判断

　ここでの帰無仮説は、

　　　　　帰無仮説 ： 2 つのグループの食事時間の母平均に差がない

と設定します。次に、検定統計量と有意確率を求めますが、 2 つの母集団の等分散性が仮定できるかどうかで、検定統計量の計算方法が異なります。SPSS ではどちらの場合も同時に算出されます。正規性の確認については、この章の p.176 を参照してください。

　ここでは、引き続き食事時間と誤嚥性肺炎の有無のデータを利用して、分析を実行します。

## SPSS　対応のない t 検定の手順

SPSS で対応のない t 検定を行うには、［独立したサンプルの t 検定］を使います。

**手順 1** ［分析］メニュー ▶ ［平均の比較］ ▶ ［独立したサンプルの t 検定］を選択します。

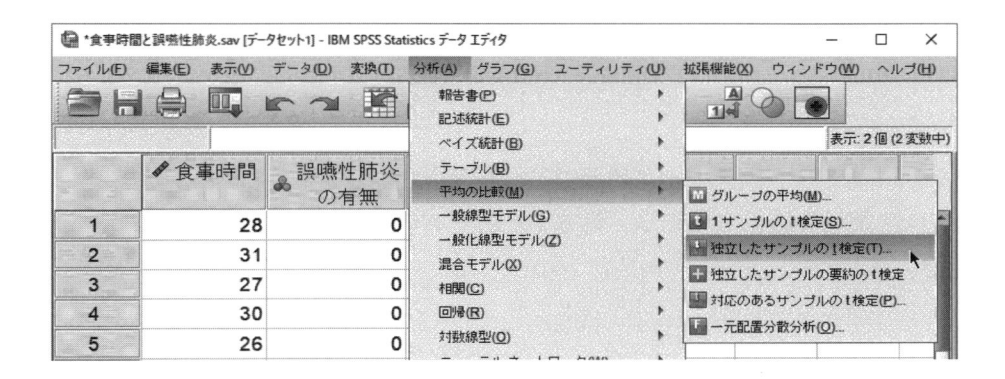

**手順 2** 「食事時間」 ▶ ［検定変数］へ移動します。

「誤嚥性肺炎の有無」 ▶ ［グループ化変数］へ移動します。

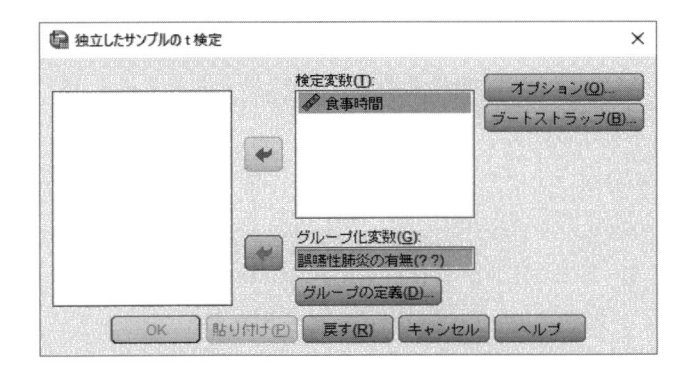

ダイアログボックスにある「戻す」ボタンは、1 つ前の操作に戻るのではなく、指定した変数などの設定を初期状態に戻すときに利用します。

**手順 3** ［グループの定義］ボタンをクリックします。

［グループ1］▶「0」を、［グループ2］▶「1」を入力します。

グループの定義では、各グループを示すコードを入力します。

この例では、誤嚥性肺炎の無を0、有を1とコード化しています。

**手順 4** ［続行］▶［OK］ボタンをクリックします。

出力ビューアに対応のない t 検定の結果が表示されます。

**Excel では…** 対応のない t 検定を行うときは、

　　　　［データ分析］▶［ t 検定：等分散を仮定した2標本による検定］

　　　　　　　　　　　［ t 検定：分散が等しくないと仮定した2標本による検定］

を利用します。

まず、**グループ統計量**の表を確認します（図 5.9）。

### グループ統計量

| | 誤嚥性肺炎の有無 | 度数 | 平均値 | 標準偏差 | 平均値の標準誤差 |
|---|---|---|---|---|---|
| 食事時間 | 非誤嚥性肺炎 | 10 | 29.10 | 2.025 | .640 |
| | 誤嚥性肺炎 | 10 | 24.20 | 3.360 | 1.062 |

**図 5.9　グループ統計量の表**

この表では、標本についての分析結果が表示されます。

それぞれの統計量が外れ値などの影響を受け、想定される値に比べ、大きくずれていないかを確認します。

もしそのような場合は、データの変換やノンパラメトリックな手法へ切り替えます。この例では問題なさそうです。

次に、**独立サンプルの検定**の表を確認します（図 5.10）。この表は、

**①** **等分散性のための Levene の検定** と、**②** **2 つの母平均の差の検定**

の 2 つに分けて読み取ります。

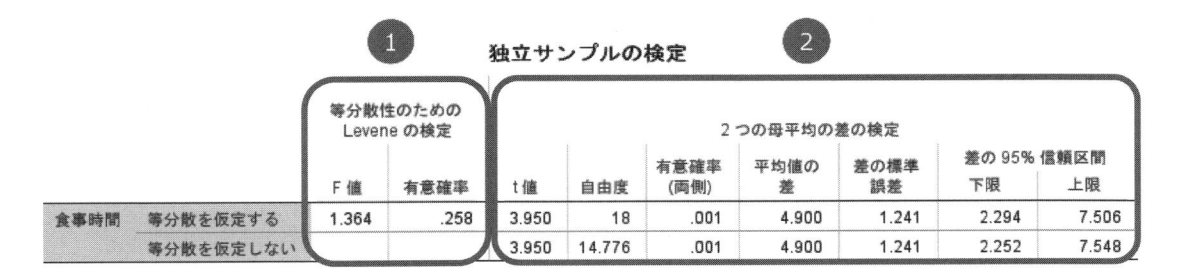

### 独立サンプルの検定

| | | 等分散性のための Levene の検定 | | 2 つの母平均の差の検定 | | | | | | |
|---|---|---|---|---|---|---|---|---|---|---|
| | | F 値 | 有意確率 | t 値 | 自由度 | 有意確率（両側） | 平均値の差 | 差の標準誤差 | 差の 95% 信頼区間 下限 | 上限 |
| 食事時間 | 等分散を仮定する | 1.364 | .258 | 3.950 | 18 | .001 | 4.900 | 1.241 | 2.294 | 7.506 |
| | 等分散を仮定しない | | | 3.950 | 14.776 | .001 | 4.900 | 1.241 | 2.252 | 7.548 |

**図 5.10　独立サンプルの検定の表**

対応のない t 検定では、２つの母集団の分散が等しいか、等しくないかで、検定統計量の計算方法が異なります。

　そこでまず、**等分散性のための Levene の検定**の結果から、等分散性について読み取ります（図 5.11）。

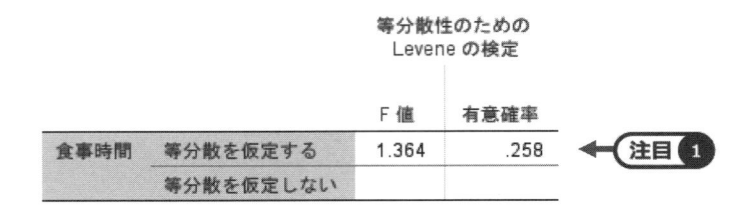

**図 5.11　等分散性の検定**

　Levene の検定では F 分布が利用されているので、F 検定とも呼ばれます。この検定の、帰無仮説は２つの母集団の「等分散性を仮定する」となります。

注目 1 **有意確率**：等分散性の検定の有意確率を示しています。

　この値と有意水準 0.05 を比較して、帰無仮説が棄却されるかどうかを判断します。

　**有意確率 0.258 ≧　有意水準 0.05**　なので、帰無仮説は棄却されません。

　つまり、２つの母集団において、

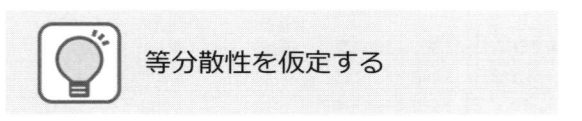

と結論づけられます。

次に、**2つの母平均の差の検定**の表を確認します（図5.12）。

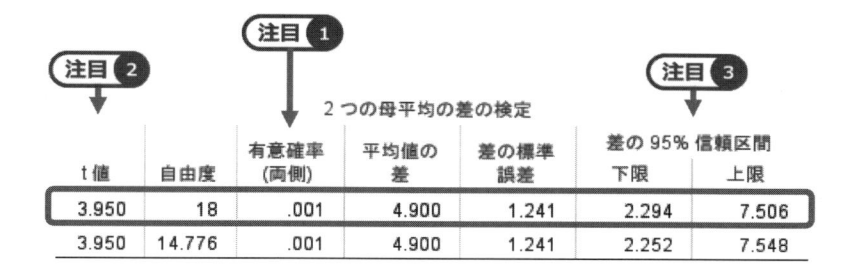

| | | 2つの母平均の差の検定 | | | 差の95%信頼区間 | |
| t値 | 自由度 | 有意確率<br>（両側） | 平均値の<br>差 | 差の標準<br>誤差 | 下限 | 上限 |
|---|---|---|---|---|---|---|
| 3.950 | 18 | .001 | 4.900 | 1.241 | 2.294 | 7.506 |
| 3.950 | 14.776 | .001 | 4.900 | 1.241 | 2.252 | 7.548 |

**図5.12　2つの母平均の差の検定の表**

　等分散の結果より、2つの母平均の差の検定の表では、上段（等分散を仮定する）を読み取ります。

**注目 1** **有意確率（両側）**：対応のないt検定の有意確率を示しています。

　　**有意確率 0.001 ＜ 有意水準 0.05**　なので、帰無仮説は棄却されます。

　　つまり、2つの母集団において、

 誤嚥性肺炎の有無による1回の食事時間に**差がある**

　　と結論づけられます。

どのくらい差があるかについては **注目 3** を見ます。

**注目 2** **t値**：2つの母平均の差の検定の検定統計量を示しています。

論文などでは **注目 1** の結果と合わせて、

 誤嚥性肺炎の有無による1回の食事時間には有意な差が
認められた（t(18) = 3.950, $p < .05$）.

と記述します。

**注目 3** **差の95%信頼区間**：この「差」とは手順3で指定した、
（グループ1の平均値）−（グループ2の平均値）のことを指しています。
つまり、

 誤嚥性肺炎患者の方が1回の食事時間が
2.294〜7.506分短い

と読み取れます。この値も合わせて記述します。

 95%信頼区間 2.294〜7.506 の間に、0が含まれていないことに
注目しましょう。この例では
（グループ1の平均値）−（グループ2の平均値）> 0
つまり、
（グループ1の平均値）>（グループ2の平均値）
であったということです。

## 対応のない t 検定のまとめ

　以上の、対応のない 2 つの母平均の差の検定の結果を、論文中の「結果」での記述例と合わせて、まとめてみます。

　誤嚥性肺炎の有無と 1 回の食事時間について、対応のない t 検定を行った結果、

誤嚥性肺炎の有無による 1 回の食事時間には有意差が認められ，誤嚥性肺炎患者の方が短かった（$t(18) = 3.950$, $p < .05$, 2.294〜7.506）.

とわかりました。

　この結果からいえることを、看護的な観点をふまえ解釈例を考えてみます。
　論文中の「考察」には、次のように記述します。

以上より，誤嚥性肺炎患者の方が早食い傾向にあることから，噛む回数を増やす等して患者に合った適度な食事時間を把握することが重要であると考えられる.

「等分散を仮定しない」場合の検定は、Welch の検定となります。最近では等分散性の有無によらず、はじめから Welch の検定が用いられることがあります。

## 5.3 2つのグループの母平均の差の検定──対応のあるデータ

　ここでは、2つのグループのデータに「対応のある」場合の母平均の差の検定について紹介します。この分析手法は、対応のあるt検定、対応のあるサンプルのt検定とも呼ばれます。

　次の手順で分析を進めます（図5.13）。

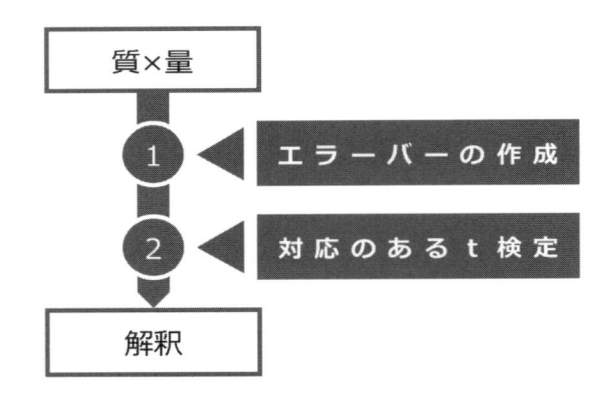

**図5.13　対応のあるt検定の手順**

　「対応のある」とは、「介入前／介入後」のように、2つのグループのデータが、同一の被験者から集められていることをさします。また、対応のあるデータは**反復測定**データとも呼ばれます。

　この分析ではグループ間の差に正規分布を仮定するので、パラメトリック検定に分類されます。

　ここでは、次のサンプルデータ❼を使って分析手順を紹介します。

# ■ サンプルデータ❼

**【分析目的】** ここでの分析目的は、ストレス軽減への援助として、入院患者へ
"治療内容の詳しい説明をする"という介入を行ったとき、
「介入前」と「介入後」で、ストレス指標である唾液アミラーゼ活性に
有意な差があるかどうかを調べることです。

**【データ】** 次のデータは、入院中の患者 10 名を対象に、介入前と介入後に測定した
唾液アミラーゼ活性（KU/L）のデータです（表 5.3）。

**表 5.3　介入前と介入後の唾液アミラーゼ活性（KU/L）**

介入前 / 介入後

| カルテ番号 | 唾液アミラーゼ活性（KU/L） | カルテ番号 | 唾液アミラーゼ活性（KU/L） |
|---|---|---|---|
| 1 | 28.7 | 1 | 28.3 |
| 2 | 37.9 | 2 | 37.9 |
| 3 | 42.7 | 3 | 43.1 |
| 4 | 39.8 | 4 | 38.8 |
| 5 | 49.9 | 5 | 48.7 |
| 6 | 31.0 | 6 | 30.8 |
| 7 | 38.5 | 7 | 35.9 |
| 8 | 31.9 | 8 | 32.2 |
| 9 | 43.3 | 9 | 40.5 |
| 10 | 37.9 | 10 | 39.9 |

◄── **対応のあるデータ**
2 つのグループのデータは
それぞれ同じ被験者から
集めているので、
対応関係があります。

この分析では、唾液アミラーゼ活性の**量的データ**と、介入の前後を表す
**質的データ**を使います。

エラーバーや折れ線グラフを利用して、介入前後の標本平均と母平均に関する予想を視覚的に確認します。

### SPSS　エラーバー付きの折れ線グラフの作り方

ここでは SPSS を利用し、エラーバー付きの折れ線グラフを作図します。

エラーバーには母平均の 95%信頼区間を用います。

次のように 2 つのグループをコード化し、縦に並べて入力します（図 5.14）。

介入前

| カルテ番号 | 唾液アミラーゼ活性(KU/L) |
|---|---|
| 1 | 28.7 |
| 2 | 37.9 |
| 3 | 42.7 |
| 4 | 39.8 |
| 5 | 49.9 |
| 6 | 31.0 |
| 7 | 38.5 |
| 8 | 31.9 |
| 9 | 43.3 |
| 10 | 37.9 |

介入後

| カルテ番号 | 唾液アミラーゼ活性(KU/L) |
|---|---|
| 1 | 28.3 |
| 2 | 37.9 |
| 3 | 43.1 |
| 4 | 38.8 |
| 5 | 48.7 |
| 6 | 30.8 |
| 7 | 35.9 |
| 8 | 32.2 |
| 9 | 40.5 |
| 10 | 39.9 |

| カルテ番号 | 唾液アミラーゼ活性(KU/L) | 介入前後 |
|---|---|---|
| 1 | 28.7 | 0 |
| 2 | 37.9 | 0 |
| 3 | 42.7 | 0 |
| 4 | 39.8 | 0 |
| 5 | 49.9 | 0 |
| 6 | 31.0 | 0 |
| 7 | 38.5 | 0 |
| 8 | 31.9 | 0 |
| 9 | 43.3 | 0 |
| 10 | 37.9 | 0 |
| 1 | 28.3 | 1 |
| 2 | 37.9 | 1 |
| 3 | 43.1 | 1 |
| 4 | 38.8 | 1 |
| 5 | 48.7 | 1 |
| 6 | 30.8 | 1 |
| 7 | 35.9 | 1 |
| 8 | 32.2 | 1 |
| 9 | 40.5 | 1 |
| 10 | 39.9 | 1 |

作図のときは縦に並べる

介入前 ▶ 0
介入後 ▶ 1

**図 5.14　SPSS のデータ入力**

**手順 1** 表 5.3 の唾液アミラーゼ活性と介入前後のデータを、SPSS へ入力します。

| | 唾液アミラーゼ活性 | 介入前後 | var | var | var | var | var | var | v |
|---|---|---|---|---|---|---|---|---|---|
| 1 | 28.7 | 0 | | | | | | | |
| 2 | 37.9 | 0 | | | | | | | |
| 3 | 42.7 | 0 | | | | | | | |
| 4 | 39.8 | 0 | | | | | | | |
| 5 | 49.9 | 0 | | | | | | | |
| 6 | 31.0 | 0 | | | | | | | |
| 7 | 38.5 | 0 | | | | | | | |
| 8 | 31.9 | 0 | | | | | | | |
| 9 | 43.3 | 0 | | | | | | | |
| 10 | 37.9 | 0 | | | | | | | |
| 11 | 28.3 | 1 | | | | | | | |
| 12 | 37.9 | 1 | | | | | | | |
| 13 | 43.1 | 1 | | | | | | | |
| 14 | 38.8 | 1 | | | | | | | |
| 15 | 48.7 | 1 | | | | | | | |
| 16 | 30.8 | 1 | | | | | | | |
| 17 | 35.9 | 1 | | | | | | | |

介入前後は、

介入前 ▶ **0**

介入後 ▶ **1**

とコード化しています。

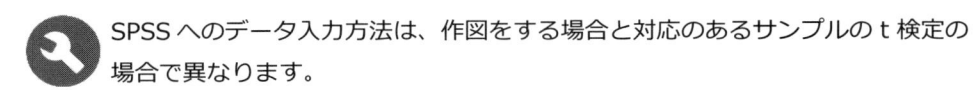

SPSS へのデータ入力方法は、作図をする場合と対応のあるサンプルの t 検定の場合で異なります。

ここでも、変数ビューの中の変数の尺度設定に注意ですね！

［図表ビルダー］を利用するために、［変数ビュー］タブを
クリックして、各変数に作図に適した尺度を設定しておきます。

この例では、

唾液アミラーゼ活性　▶　［スケール］
介入前後　　　　　　▶　［名義］

に設定しておきます（図 5.15）。

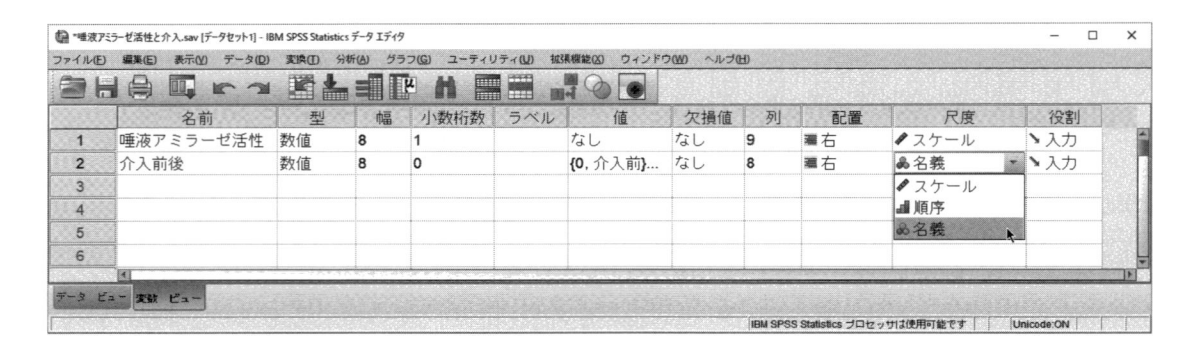

**図 5.15　変数ビューでの尺度の設定**

**手順 2** ［グラフ］メニュー ▶ ［図表ビルダー］を選択します。

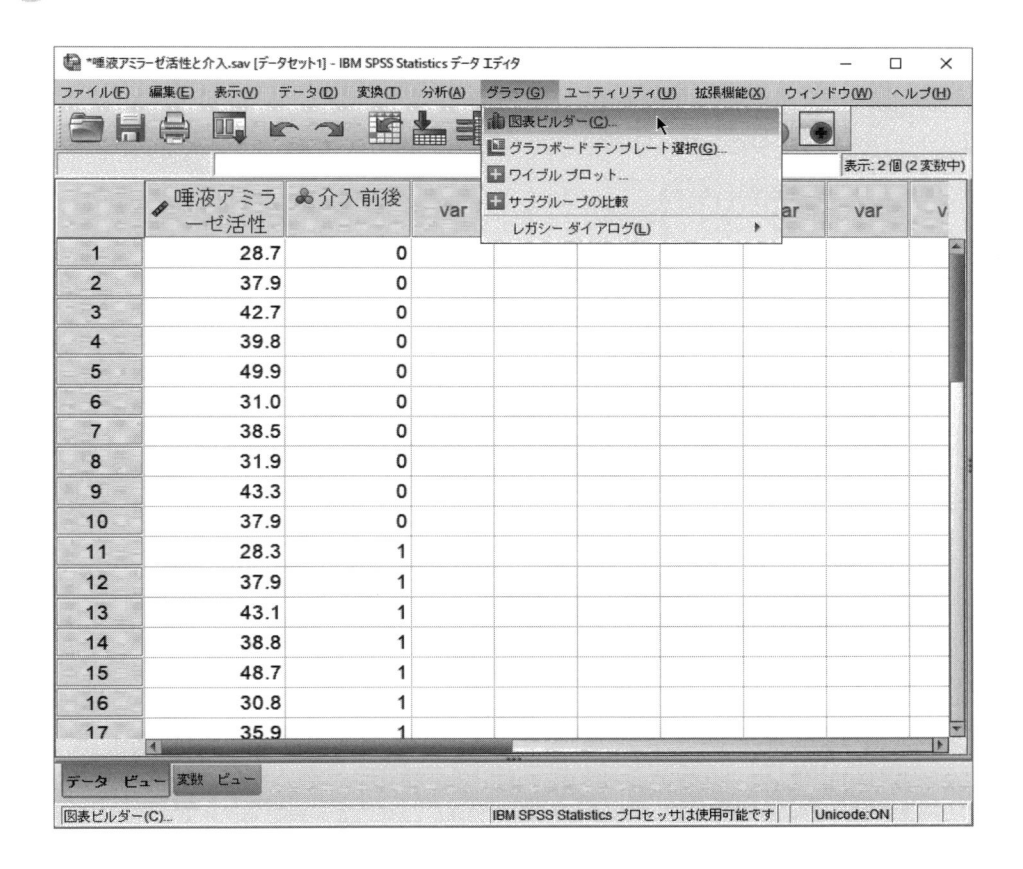

［図表ビルダー］を選択すると、尺度の設定に関するメッセージが表示されますが、すでに図 5.15 で正しく設定したので、［OK］ボタンをクリックして進みます。

**手順 3** ［以下から選択］の［線］を選択し、

折れ線グラフのアイコンをキャンバスへドラッグします。

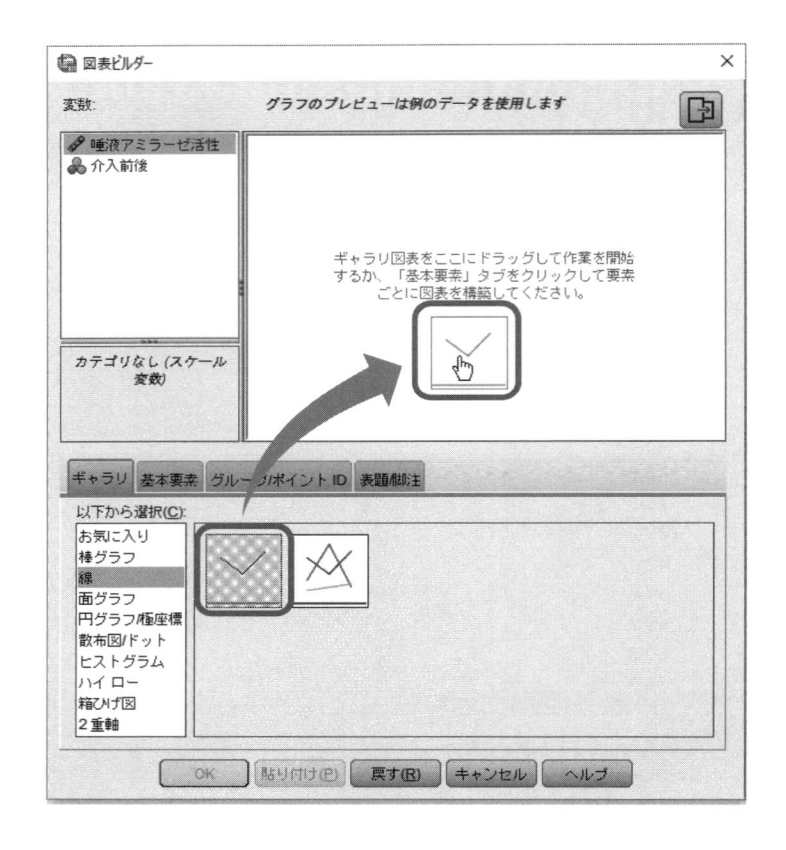

 対応のあるデータの場合は、折れ線グラフを使います。

次のように、キャンパスに折れ線グラフが表示されます。

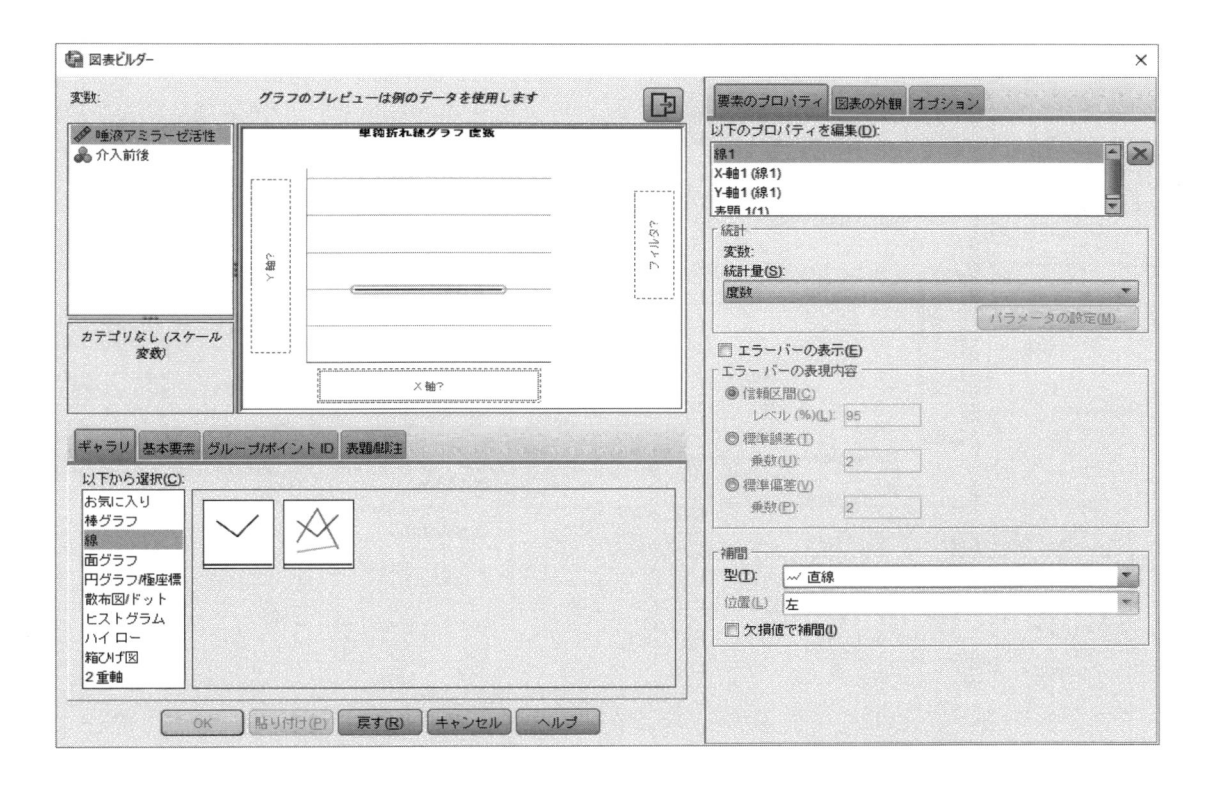

次に、横軸（X 軸）と縦軸（Y 軸）の変数を指定します。

**手順 4** 「唾液アミラーゼ活性」▶ [Y軸?] へドラッグします。

「介入前後」▶ [X軸?] へドラッグします。

[要素のプロパティ] タブの [エラーバーの表示] をチェックします。

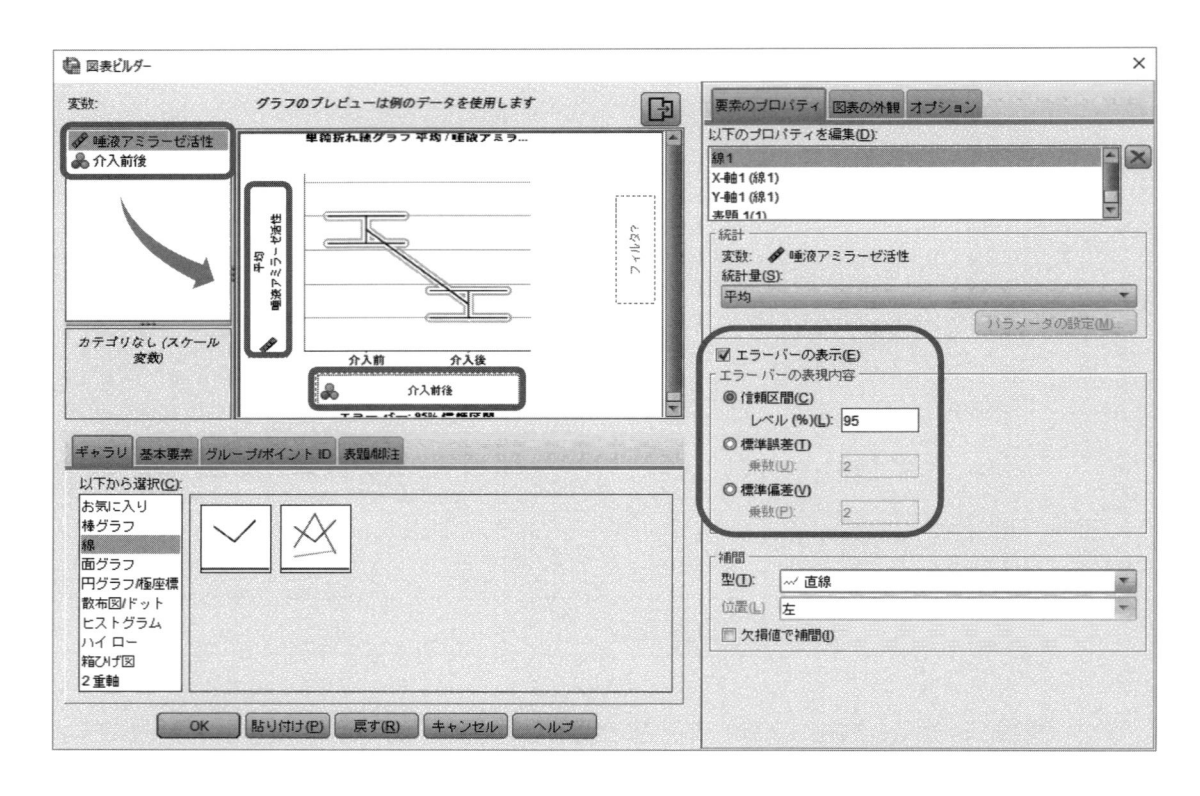

グラフの縦軸（Y軸）は、指定した変数の平均値となります。

**手順 5** [OK] ボタンをクリックします。

出力ビューアに、エラーバー付きの折れ線グラフが出力されます（図 5.16）。

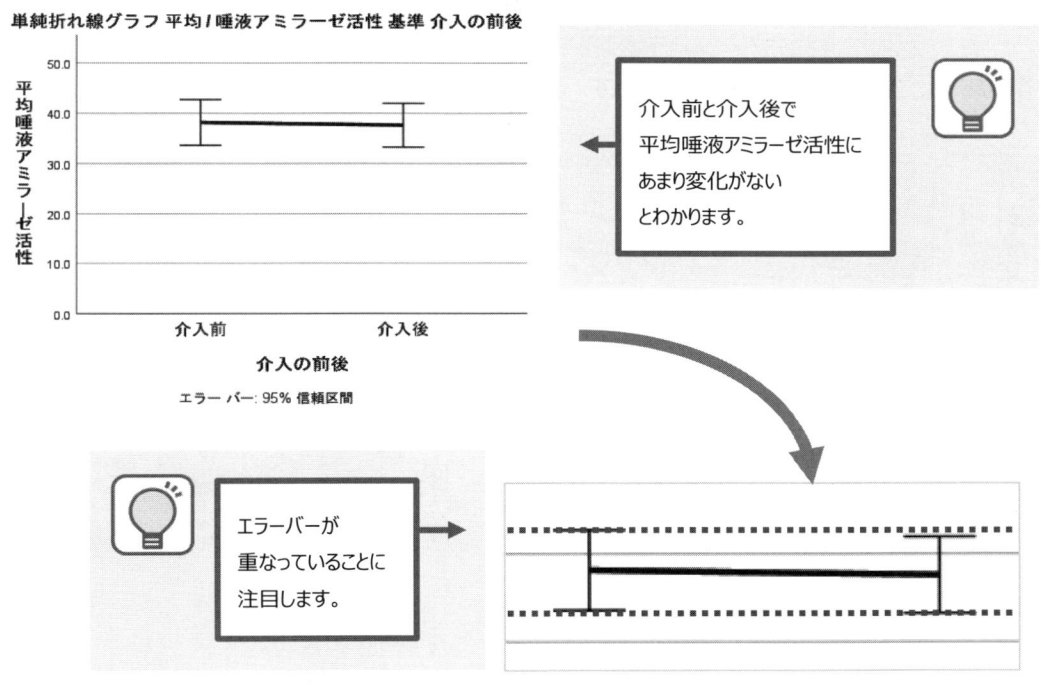

**図 5.16　エラーバー付き折れ線グラフ**

2 つのエラーバーが重なっているので、介入の前後で母平均には差がないと予想されます。

　この結果はあくまでも標本での関係なので、次に、対応のある t 検定を使って、母集団において有意な差があるかどうかを調べます。

**対応のある t 検定**

対応のある t 検定を行う前に、正規性を確認する必要がありますが、ここでは、正規性は成り立っているものとします。

対応のある t 検定の流れは次の通りです。

Step 1 　帰無仮説「2 つのグループの唾液アミラーゼ活性の母平均に差がない」

Step 2 　検定統計量を計算

Step 3 　有意確率と有意水準を比較

Step 4 　仮説の判断

ここでの帰無仮説は、

　　　　帰無仮説：2 つのグループの唾液アミラーゼ活性の母平均に差がない

と設定します。対応のある t 検定の場合、変数 A と変数 B の差をとった値を用いるので、等分散性については考慮する必要はありません。正規性の確認については、この章の p.176 を参照してください。

ここでは、引き続き唾液アミラーゼ活性と介入前後のデータを使って、分析を実行します。

対応のある t 検定の正規性は、変数 A と変数 B の差をとった値に対して調べます。

## SPSS　対応のある t 検定の手順

　SPSS で対応のある t 検定を行うには、対応のない場合と異なり、データを
横に並べて入力する必要があります。また、対応のある t 検定を行うときは
［対応のあるサンプルの t 検定］を使います。

**手順 1** 表 5.3 の唾液アミラーゼ活性と介入前後のデータを SPSS へ入力します。

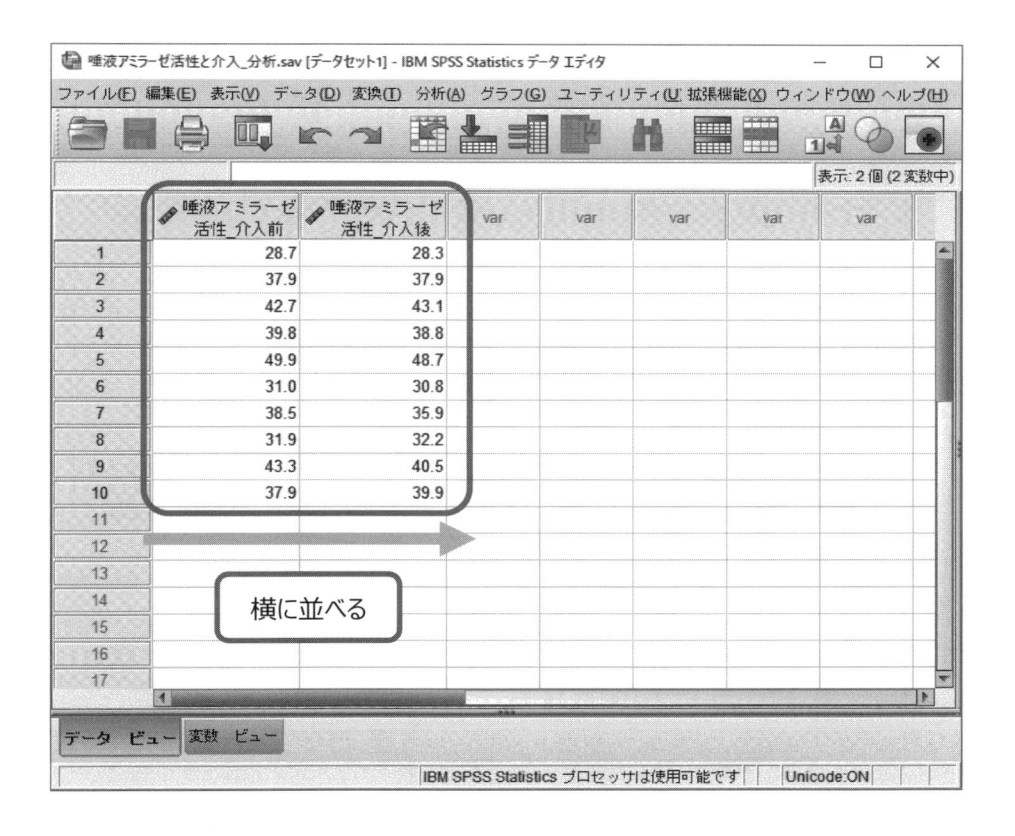

 SPSS へのデータ入力方法は、作図をする場合と、対応のあるサンプルの t 検定の
場合で異なります。

**手順 2** ［分析］メニュー ▶ ［平均の比較］ ▶ ［対応のあるサンプルの t 検定］を
選択します。

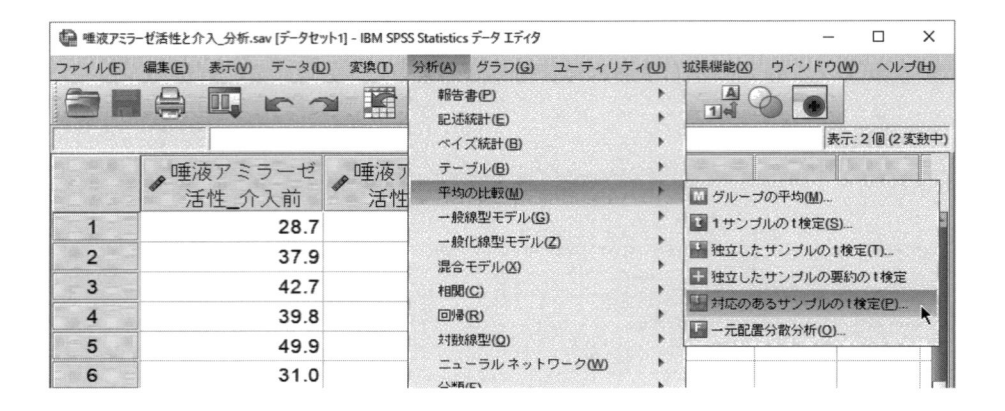

**手順 3** 「唾液アミラーゼ活性_介入前」 ▶ ［変数 1］へ移動します。
「唾液アミラーゼ活性_介入後」 ▶ ［変数 2］へ移動します。

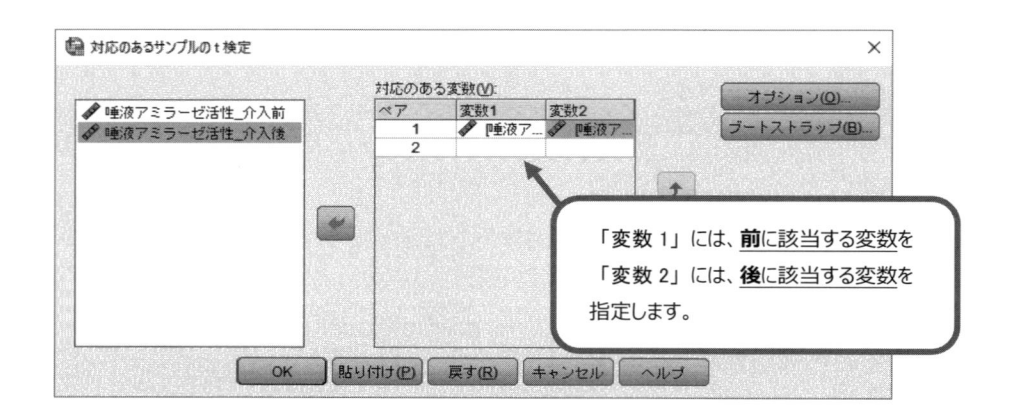

**手順 4** ［OK］ボタンをクリックします。

出力ビューアに対応のある t 検定の結果が表示されます。

まず、**対応サンプルの統計量**の表を確認します（図 5.17）。

**対応サンプルの統計量**

| | | 平均値 | 度数 | 標準偏差 | 平均値の標準誤差 |
|---|---|---|---|---|---|
| ペア 1 | 唾液アミラーゼ活性_介入前 | 38.160 | 10 | 6.3922 | 2.0214 |
| | 唾液アミラーゼ活性_介入後 | 37.610 | 10 | 6.0870 | 1.9249 |

**図 5.17　対応サンプルの統計量の表**

この表では、標本についての分析結果が表示されます。

それぞれの統計量が外れ値などの影響を受け、想定される値に比べ、大きくずれていないかを確認します。

もしそのような場合はデータの変換やノンパラメトリックな手法へ切り替えます。この例では問題なさそうです。

次に、**対応サンプルの相関係数**の表を確認します（図 5.18）。

**対応サンプルの相関係数**

| | | 度数 | 相関係数 | 有意確率 |
|---|---|---|---|---|
| ペア 1 | 唾液アミラーゼ活性_介入前 &<br>唾液アミラーゼ活性_介入後 | 10 | .975 | .000 |

**図 5.18　対応サンプルの相関係数の表**

相関係数が 0.975 と非常に 1 に近いので、介入前と後で唾液アミラーゼ活性に強い正の相関関係があるとわかります。

次に、**対応立サンプルの検定**の表を確認します（図 5.19）。

**対応サンプルの検定**

| | | 対応サンプルの差 | | | | | | | |
| | | 平均値 | 標準偏差 | 平均値の<br>標準誤差 | 差の 95% 信頼区間<br>下限 | 上限 | t 値 | 自由度 | 有意確率<br>（両側） |
|---|---|---|---|---|---|---|---|---|---|
| ペア1 | 唾液アミラーゼ活性_介入前 -<br>唾液アミラーゼ活性_介入後 | .5500 | 1.4324 | .4530 | -.4747 | 1.5747 | 1.214 | 9 | .256 |

 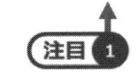

**図 5.19　対応サンプルの検定の表**

**注目 1** **有意確率（両側）**: 対応のある t 検定の有意確率を示しています。

**有意確率 0.256 ≥ 有意水準 0.05**　なので、帰無仮説は棄却されません。

つまり、2 つの母集団において、

 介入前後で唾液アミラーゼ活性に**差があるとはいえない**

と結論づけられます。

**注目 2** **差の 95%信頼区間**: この「差」とは手順 3 で指定した、
（変数 1）−（変数 2）のことを指しています。

このサンプルデータ❼では、下限 − 0.4747 と上限 1.5747 の間に 0 を含んでいる
ことに注目します。このように、

　信頼区間に 0 を含むということは、介入前後において差があるとはいえない

ことを意味しています。

## 対応のある t 検定のまとめ

　以上の、対応のある 2 つの母平均の差の検定の結果を、論文中の「結果」での記述例と合わせて、まとめてみます。

　介入前後における唾液アミラーゼ活性について、対応のある t 検定を行った結果、

　　　介入前後による唾液アミラーゼ活性には有意差が認められなかった.

とわかりました。

　この結果からいえることを、看護的な観点をふまえ解釈例を考えてみます。
　論文中の「考察」には、次のように記述します。

　　　以上より，介入の前後で唾液アミラーゼ活性に有意な差が認められなかったことから，治療内容の詳しい説明のみでは，十分なストレス軽減への援助とはいえないと考えられる.

Excel では…　　対応のある t 検定を行うときは、
　　　　　　　　　［データ分析］ ▶ ［t 検定：一対の標本による平均の検定］
　　　　　　　　を利用します。

## おまけ　母比率の差の検定でヒトコト

　これまでは母平均の差に着目しましたが、母比率の差に着目した分析手法もあります。これを、**母比率の差の検定**といいます。

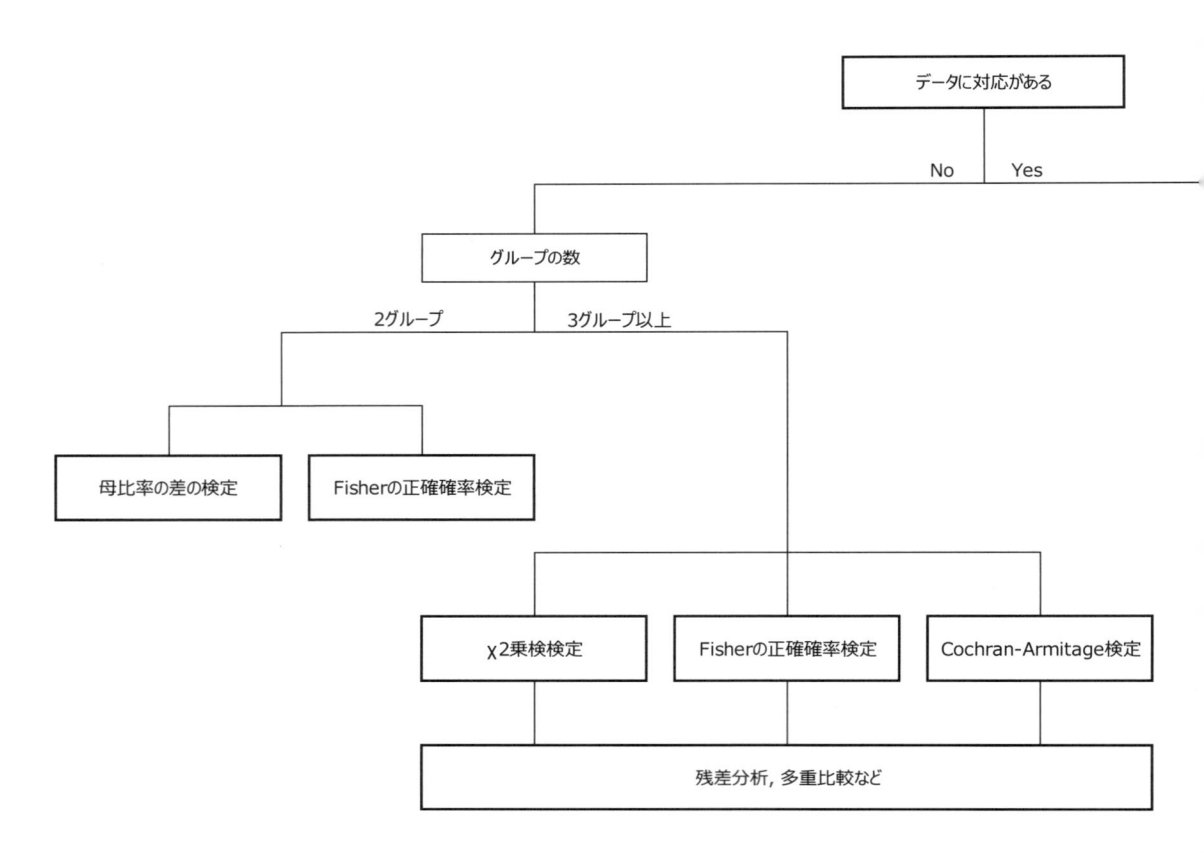

図5.20　**母比率の差の検定のチャート**

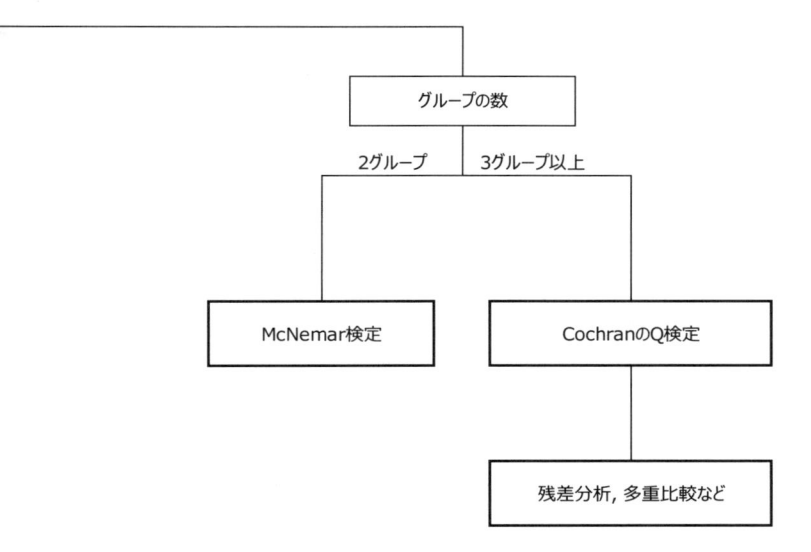

 母比率の差の検定と独立性の検定の分析結果は、同等の結果が得られます。

「母集団が正規分布に従っていると仮定した分析」がありますが、分析する前に何かするのでしょうか？

ある変数（データ）の分布が正規分布に従うとき、その変数には**正規性がある**といいます。
母集団に正規性があることを仮定している分析では、事前にそのことを調べておく必要があります。

　母集団の正規性を確認する方法はいくつか考案されていますが、以下の方法が代表的です（図5.21）。

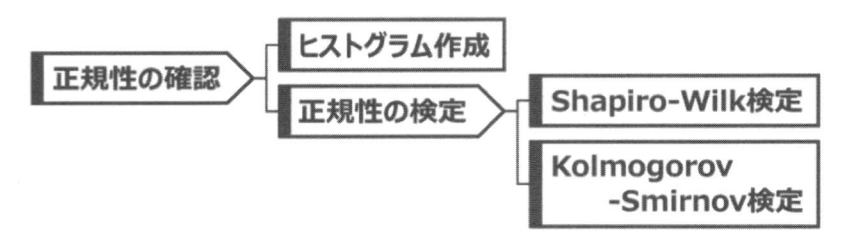

**図5.21　正規性の主な確認方法**

正規性の確認には上記のほかに、正規確率紙、正規Q-Qプロット、分布の尖度（分布の
スソの長さを表す量）と歪度（分布がどれだけ左右対称かを表す量）を確認する方法などが
あります。また、変数変換を利用して正規分布へ変換する方法などもあります。

 母集団に正規性や等分散性を仮定する分析手法では、母集団が厳密に
その条件に従っていなくても結論の正しさが損なわれないという性質が
あります。この性質を**頑健性**といいます。

## ヒストグラムによる正規性の確認

　ヒストグラムによる正規性の確認方法は、得られたデータに対してヒストグラムを作成し、
視覚的に正規性を判断します（図5.22）。

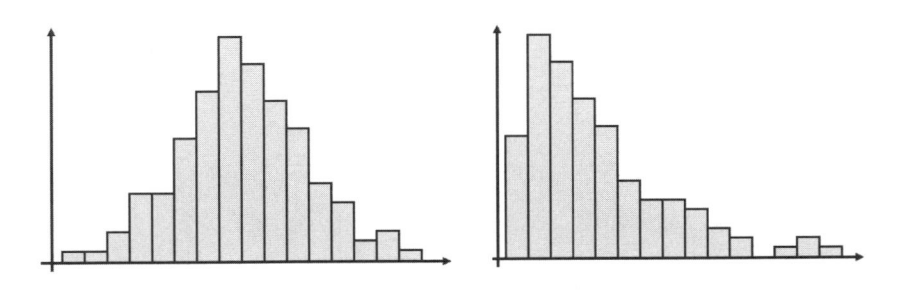

**図 5.22　ヒストグラムの例**

　左図のように左右対称の釣鐘型の分布の場合は、データの母集団分布が正規分布に
従っていると考えられます。右図のような偏った分布をしている場合は、正規分布に
従っているとはいえません。ヒストグラムから確認する場合は、ある程度のデータ数が
必要となります。

デコボコしたヒストグラムができることがありますが……。

　ヒストグラムは常に平均値を中心とした山型になるわけではありません。
二山型や歯抜け型と呼ばれるものもあります（図 5.23）。

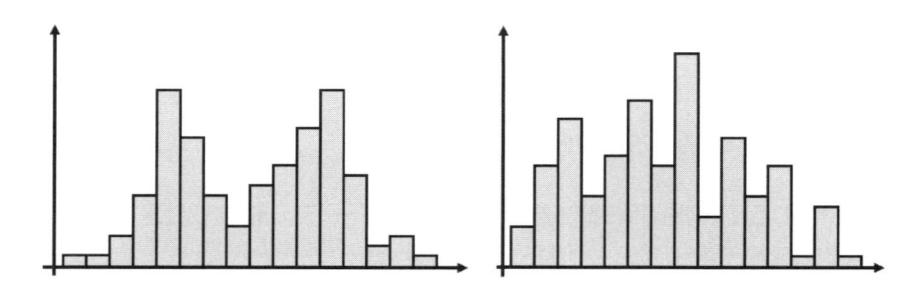

**図 5.23　二山型（左）と歯抜け型（右）**

　二山型は、平均値の異なる 2 つのデータが混在している可能性が
あります。そのような場合は、データを分けて分析します。
歯抜け型は、階級の幅が狭すぎる場合に見られます。データの
性質を考慮し、データに適した幅を設定しましょう。

## 正規性の検定による確認

　正規性を仮説検定により判断する方法があります。これは正規性の検定と呼ばれ、Shapiro-Wilk 検定や Kolmogorov-Smirnov 検定などが有名です。

　ここでは、表 5.2 の食事時間のデータを使用して、SPSS で Shapiro-Wilk 検定を行い、正規性を確認する方法を紹介します。

　Shapiro-Wilk 検定の流れは次の通りです。

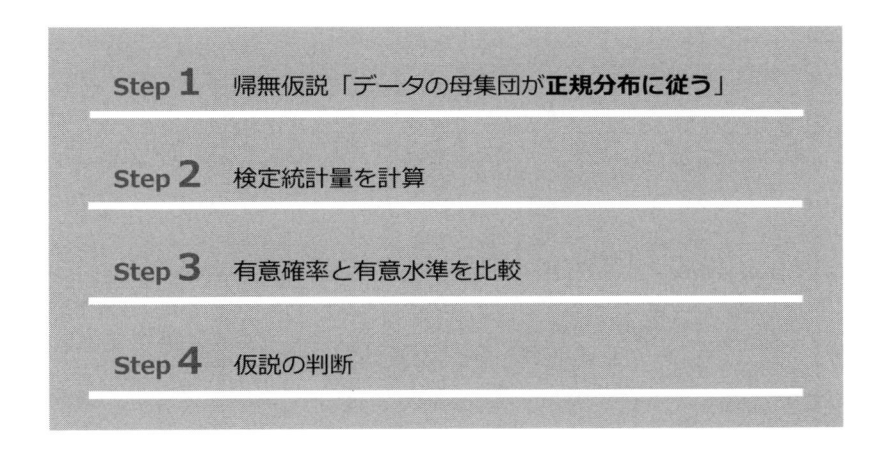

Step **1**　帰無仮説「データの母集団が**正規分布に従う**」

Step **2**　検定統計量を計算

Step **3**　有意確率と有意水準を比較

Step **4**　仮説の判断

　ここでの帰無仮説は、

　　　　　　帰無仮説：データの母集団の分布が正規分布に従う

と設定します。

等分散性の検定と同様に、帰無仮説は「従う」と肯定的になっていることに注意しましょう。対立仮説は「データの母集団は正規分布に従わない」と否定的になります。

## SPSS　正規性の検定の手順

**手順 1** 表 5.2 の食事時間のデータを用意します。

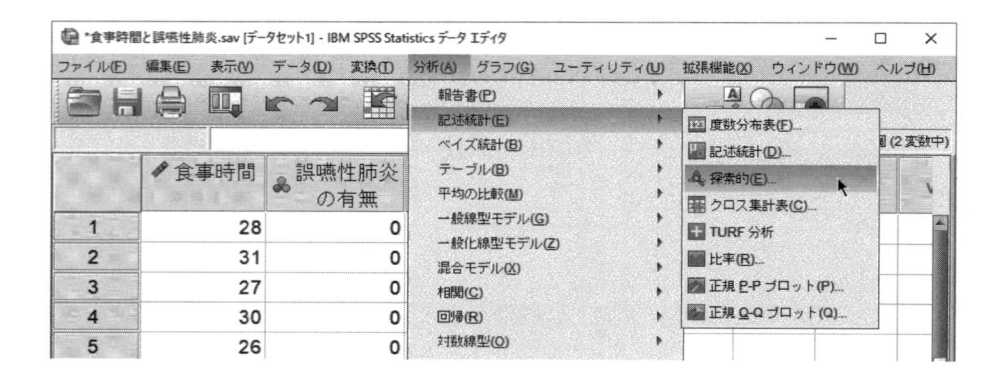

**手順 2** ［分析］メニュー ▶ ［記述統計］ ▶ ［探索的］を選択します。

［探索的］では、主に各変数の要約統計量を求めたり、グラフ作成をすることができますが、外れ値を探したり正規性を確認したりすることもできます。

**手順 3** 「食事時間」▶ [従属変数] へ移動します。

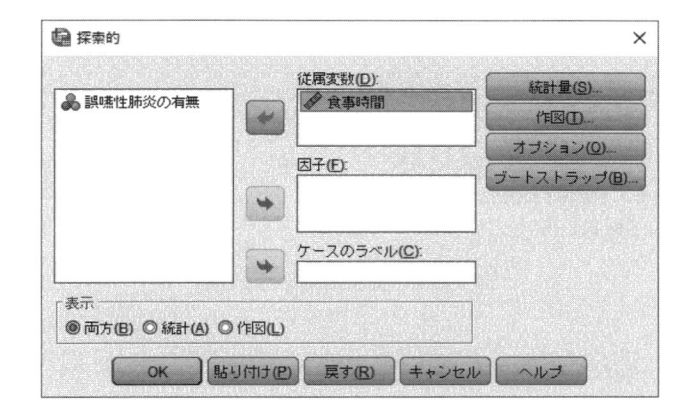

**手順 4** [作図] ボタンをクリックします。

[正規性の検定とプロット] をチェックします。

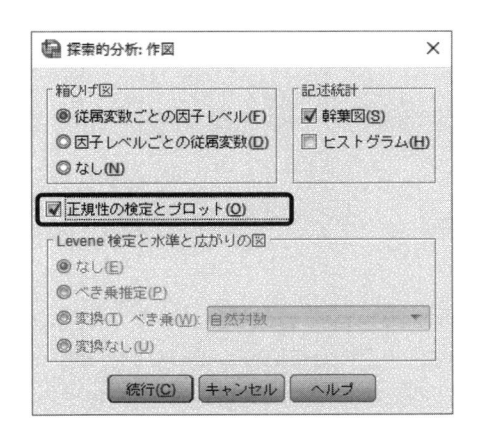

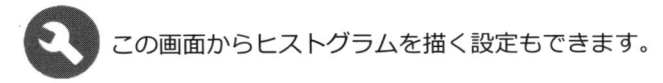 この画面からヒストグラムを描く設定もできます。

**手順 5** [続行] ▶ [OK] ボタンをクリックします。

出力ビューアの分析結果を確認します。**正規性の検定**の表を見ます（図 5.24）。

**正規性の検定**

| | Kolmogorov-Smirnov の正規性の検定 (探索的)[a] | | | Shapiro-Wilk | | |
|---|---|---|---|---|---|---|
| | 統計量 | 自由度 | 有意確率 | 統計量 | 自由度 | 有意確率 |
| 食事時間 | .130 | 20 | .200[*] | .969 | 20 | .724 |

\*. これが真の有意水準の下限です。

a. Lilliefors 有意確率の修正

**図 5.24　正規性の検定の表**

ここでは、Shapiro-Wilk 検定の有意確率に注目します。

**注目 1** **有意確率**：Shapiro-Wilk 検定の有意確率を示しています。

**有意確率 0.724 ≥ 　有意水準 0.05**　なので、帰無仮説は棄却されません。

つまり、母集団において、

> 食事時間のデータの母集団の分布は**正規分布に従う**

と結論づけられます。

正規性の検定では、検定に用いるデータ数が多いと、正規分布の形から少しのズレ（逸脱）でも帰無仮説が棄却され、「正規分布に従っていない」という結果になります。
正規性の確認は検定だけでなく、ヒストグラムなどの視覚的な判断と合わせて検討することが重要です。

**問題5-1.** 次のデータは、B小学校の児童24人の虫歯の有無と、世帯収入（百万）に
　　　　　関するデータです。世帯収入の母平均に差があるか調べてみます。
　　　　　**（1）**～**（2）**に答えましょう。

**表5.4　虫歯の有無と世帯収入**

虫歯あり

| 児童ID | 世帯収入<br>（百万） |
|:---:|:---:|
| 1 | 357 |
| 2 | 320 |
| 3 | 357 |
| 4 | 366 |
| 5 | 293 |
| 6 | 240 |
| 7 | 341 |
| 8 | 400 |
| 9 | 355 |
| 10 | 372 |
| 11 | 342 |
| 12 | 339 |
| 13 | 324 |

虫歯なし

| 児童ID | 世帯収入<br>（百万） |
|:---:|:---:|
| 14 | 506 |
| 15 | 661 |
| 16 | 626 |
| 17 | 555 |
| 18 | 477 |
| 19 | 559 |
| 20 | 272 |
| 21 | 460 |
| 22 | 355 |
| 23 | 391 |
| 24 | 563 |

**（1）** 虫歯の有無と平均世帯収入について、エラーバー付き棒グラフを作成しましょう。

**（2）** 虫歯の有無と世帯収入について、対応のない t 検定を行いましょう。
　　　（ただし各グループとも正規分布に従っていると仮定します）

**問題 5-2.** 次のデータは、B 病院に入院している 16 人の高齢者患者について、他の患者と交流する機会を提供する前と後での離床時間（時間）を記録したデータです。

　　　**（1）～（2）** に答えましょう。

**表 5.5　交流機会定常前後の離床時間**

提供前

| カルテ番号 | 離床時間（時間） |
|:---:|:---:|
| 1 | 1.3 |
| 2 | 2.4 |
| 3 | 3.5 |
| 4 | 3.7 |
| 5 | 4.0 |
| 6 | 4.2 |
| 7 | 4.3 |
| 8 | 4.9 |
| 9 | 4.9 |
| 10 | 5.1 |
| 11 | 5.1 |
| 12 | 5.6 |
| 13 | 6.1 |
| 14 | 6.7 |
| 15 | 7.4 |
| 16 | 7.0 |

提供後

| カルテ番号 | 離床時間（時間） |
|:---:|:---:|
| 1 | 4.3 |
| 2 | 4.3 |
| 3 | 5.5 |
| 4 | 7.7 |
| 5 | 4.7 |
| 6 | 4.9 |
| 7 | 6.3 |
| 8 | 5.9 |
| 9 | 6.1 |
| 10 | 8.1 |
| 11 | 4.1 |
| 12 | 7.6 |
| 13 | 9.2 |
| 14 | 8.6 |
| 15 | 8.5 |
| 16 | 9.0 |

**（1）** 交流する機会を提供する前後と平均離床時間について、エラーバー付き折れ線グラフを作成しましょう。

**（2）** 交流する機会を提供する前後と離床時間について、対応のある t 検定を行いましょう。
　　　（提供前と提供後の差をとった値は正規分布に従っていると仮定します）

# 第 6 章

# 分散分析って……??

# 6.1 もう一歩進んで！ 分散分析

　第5章で扱った2グループ間の母平均の差の検定を一般化した方法として、
3グループ以上の母集団の平均値に差があるかどうかを調べる検定手法があります。
この手法を**分散分析**といいます。

　この章では分散分析の中でもっとも基本的な、

3つのグループの母平均の差の検定

について扱います。グループ間に対応はありません。

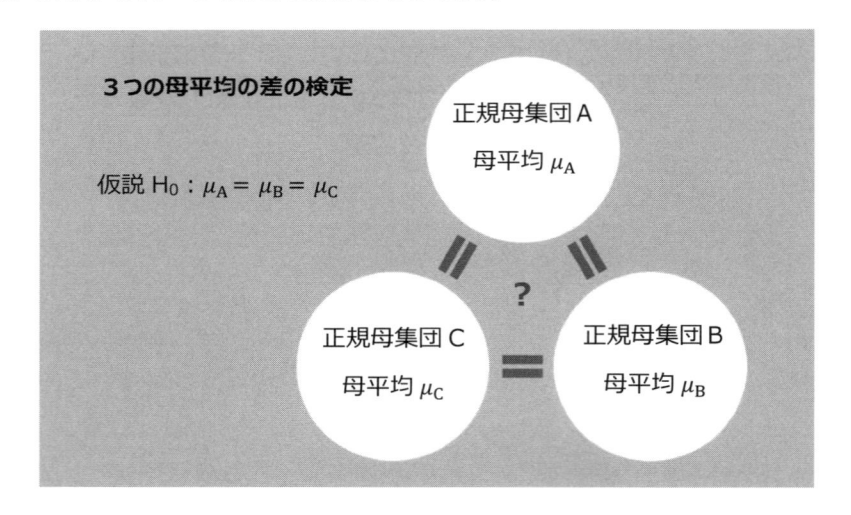

**図 6.1　3つの母平均の比較**

分散分析は「**実験計画法**」と呼ばれる分野の解析手法です。
また、分散分析は「ANOVA」とも表記されることがあります。

## 6.2 ややこしい！ データの構造

　分散分析ではデータの構造が重要です。因子の数、水準の数、データの対応の有無、繰り返し数をしっかりと把握しておくことがポイントです（表 6.1）。これらの条件によって分析手法が異なります。

**表 6.1　分散分析のデータの構造**

| 因子 A | | |
|:---:|:---:|:---:|
| 水準 $A_1$ | 水準 $A_2$ | 水準 $A_3$ |
| $x_{11}$ | $x_{21}$ | $x_{33}$ |
| $x_{12}$ | $x_{22}$ | $x_{32}$ |
| $\vdots$ | $\vdots$ | $\vdots$ |
| $x_{1N}$ | $x_{2N}$ | $x_{3N}$ |

◀　**因子**：各条件の要因のこと

◀　**水準**：条件のこと

◀　**対応の有無**：水準間の対応のこと

◀　**繰り返し数**：各水準のデータ数のこと

　因子が 1 つの場合を **1 元配置の分散分析**、因子が 2 つの場合を **2 元配置の分散分析**といいます。対応のある分散分析は、**反復測定による分散分析**とも呼ばれます。

　対応のない 1 元配置と対応のある 1 元配置の例を使って、もう少し詳しく、分散分析のデータの構造を確認してみましょう。

## 例）対応のない１元配置の分散分析

### 表 6.2 　「対応のない」データの構造

| カルシウムの摂取量（mg／日） | | |
|---|---|---|
| 若年層 | 中年層 | 高齢層 |
| 890 | 432 | 440 |
| 901 | 577 | 762 |
| 719 | 608 | 588 |
| 852 | | 513 |
| 660 | | |

◀ 因子の数が１つなので「１元配置」

◀ 水準の数は３つ

◀ 各水準は、異なる被験者からとっているので対応のないデータ

◀ 繰り返し数は、各水準で 5、3、4


## 例）対応のある１元配置の分散分析

### 表 6.3 　「対応のある」データの構造

| 被験者ID | 脈拍（回） | | |
|---|---|---|---|
| | 運動直後 | 1 分後 | 3 分後 |
| 001 | 107.1 | 80.7 | 71.7 |
| 002 | 98.8 | 88.4 | 72.6 |
| 003 | 110.5 | 87.3 | 69.6 |
| 004 | 106.5 | 79.1 | 70.9 |
| 005 | 100.7 | 80.3 | 72.2 |

◀ 因子の数が１つなので「１元配置」

◀ 水準の数は３つ

◀ 各水準は、同じ被験者からとっているので対応のあるデータ

◀ 繰り返し数は、すべての水準で 5

おしえて先生！

2元配置の分散分析は、どんなデータの構造なのですか？

お答えします

2元配置の分散分析のデータの構造を表にすると、
クロス集計表のようになります。

**例）2元配置の分散分析**

**表6.4　因子が2つの場合のデータの構造**

| | | ビタミンA 摂取量（µgRAE／日） | | |
|---|---|---|---|---|
| | | 若年層 | 中年層 | 高齢層 |
| 性別 | 男性 | 933 | 741 | 697 |
| | | 851 | 690 | 805 |
| | | 796 | 831 | 782 |
| | 女性 | 682 | 703 | 641 |
| | | 710 | 755 | 537 |
| | | 599 | 765 | 609 |

　因子が2つで各水準のデータが3なので、繰り返しのある2元配置の分散分析とも
いいます。繰り返し数は3です。

　2元配置の分散分析では、**交互作用**と呼ばれる、因子Aと因子Bの組み合わせによる
効果の概念も登場してきます。

## 6.3　対応のない1元配置の分散分析

　ここでは、3つのグループ間に対応のない場合の、**1元配置の分散分析**について紹介します。この検定は、3つのグループの母平均に差があるかどうかを調べます。もしも差がある場合は、どのグループ間に差があるかを、**多重比較**と呼ばれる手法を使って調べます。

　次の手順で分析を進めます（図6.2）。

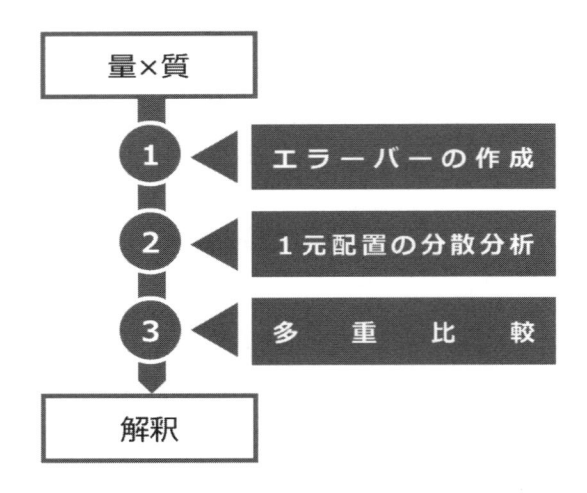

**図 6.2　対応のない1元配置の分散分析の手順**

　この分析では各水準（グループ）の母集団には正規分布を仮定するので、パラメトリック検定に分類されます。また、それぞれの水準は等分散であることも仮定されます。

　各水準の正規性が仮定できない場合は、ノンパラメトリック検定の Kruskal-Wallis 検定が用いられます。正規性の確認については正規性の検定、等分散の確認については、Levene の検定などを利用して確認します。

# ■ サンプルデータ❽

【分析目的】ここでの分析目的は、食物繊維の摂取量によって消化管通過時間（排便される
　　　　　までの時間）に有意な差があるかどうかを調べることです。

【データ】次のデータは、B 大学 3 年生の 20 代女性の健常者 33 名を対象に、
　　　　1 日の食物繊維摂取量 10 g、20 g、30 g ごとにグループ分けし、
　　　　消化管通過時間（時間）を測定したものです（表 6.5）。

### 表 6.5　食物繊維摂取量と消化管通過時間

食物繊維摂取量 **10** g　摂取量が**水準**

| 被験者ID | 消化管通過時間 |
|---|---|
| 001 | 73 |
| 002 | 70 |
| 003 | 71 |
| 004 | 69 |
| 005 | 69 |
| 006 | 67 |
| 007 | 74 |
| 008 | 70 |
| 009 | 71 |
| 010 | 63 |
| 011 | 76 |
| 012 | 73 |

食物繊維摂取量 **20** g

| 被験者ID | 消化管通過時間 |
|---|---|
| 013 | 51 |
| 014 | 48 |
| 015 | 43 |
| 016 | 49 |
| 017 | 51 |
| 018 | 47 |
| 019 | 56 |
| 020 | 48 |
| 021 | 54 |
| 022 | 45 |

食物繊維摂取量 **30** g

| 被験者ID | 消化管通過時間 |
|---|---|
| 023 | 30 |
| 024 | 23 |
| 025 | 26 |
| 026 | 34 |
| 027 | 29 |
| 028 | 30 |
| 029 | 28 |
| 030 | 26 |
| 031 | 31 |
| 032 | 29 |
| 033 | 32 |

**対応のないデータ**
各グループは異なる被験者から集めているので、3 つの水準間に対応関係はありません。

３つのグループには対応関係がありません。
また、データ数は各グループで同じである必要はありません。

　　エラーバーや棒グラフを利用して、3つのグループの標本平均と母平均に関する予想を視覚的に確認します。


### SPSS　エラーバー付きの棒グラフの作り方

　　この分散分析では、水準の母平均に差があるかどうかに注目しているので、はじめにエラーバー付きの棒グラフを作図します。

　　エラーバーには母平均の95%信頼区間を用います。

　　表6.5の各グループをコード化し、データを縦に並べて入力します。

　　ここでは、**食物繊維摂取量**を、

　　　　　　　摂取量 10g　▶　**1**
　　　　　　　摂取量 20g　▶　**2**
　　　　　　　摂取量 30g　▶　**3**

とコード化します。

　　　　　エラーバー付き棒グラフの作り方については、第5章と同じです。

**手順 1** 表 6.5 の食物繊維摂取量と消化管通過時間のデータを、SPSS へ入力します。

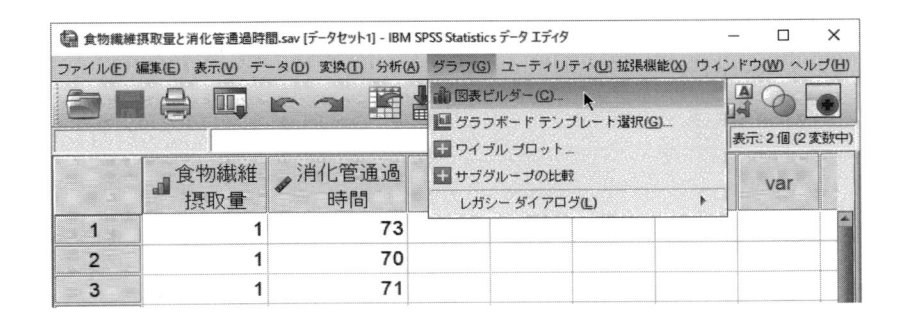

**手順 2** ［グラフ］メニュー ▶ ［図表ビルダー］を選択します。

変数ビューから、各変数の尺度を忘れずに設定しておきましょう。

**手順 3** ［以下から選択］の［棒グラフ］が選択されていることを確認し、
棒グラフのアイコンをキャンバスへドラッグします。

**手順 4** 「消化管通過時間」▶［Y 軸？］へドラッグします。
「食物繊維摂取量」▶［X 軸？］へドラッグします。
［要素のプロパティ］タブの［エラーバーの表示］をチェックします。

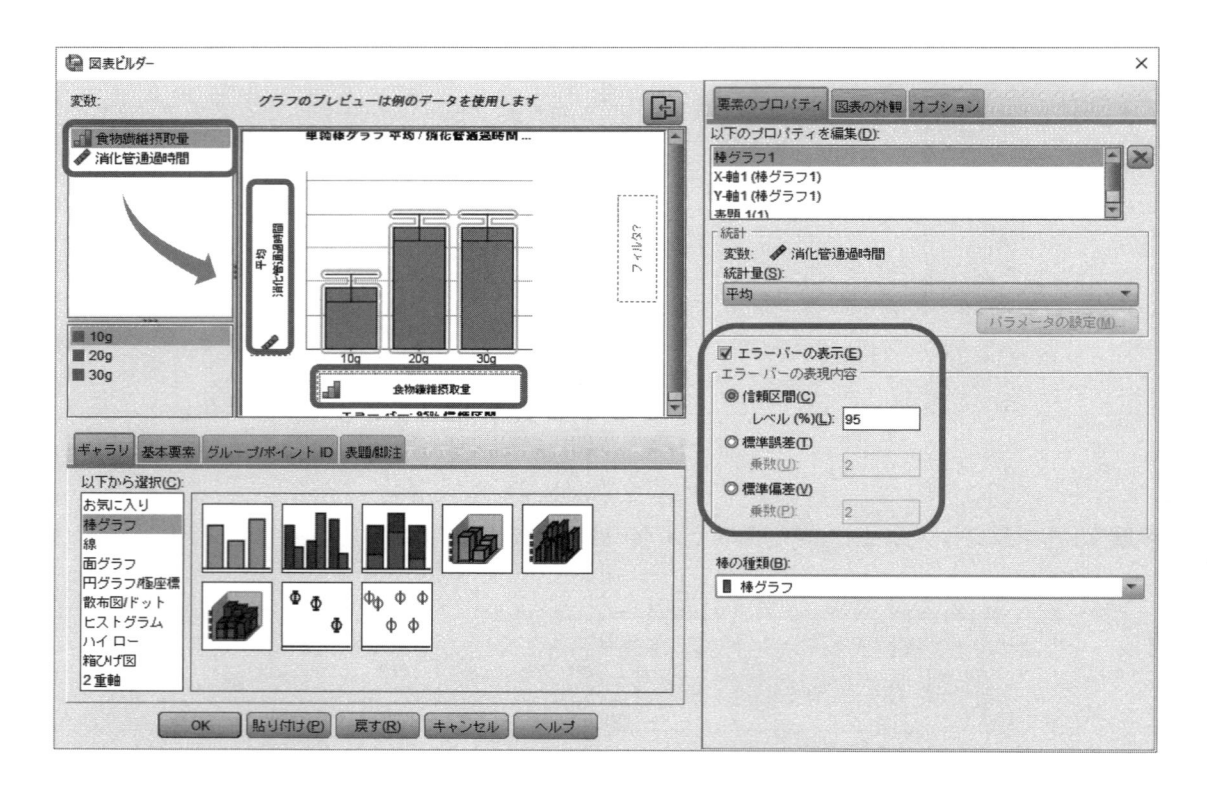

**手順 5** ［OK］ボタンをクリックします。

出力ビューアのエラーバー付きの棒グラフを確認します（図 6.3）。

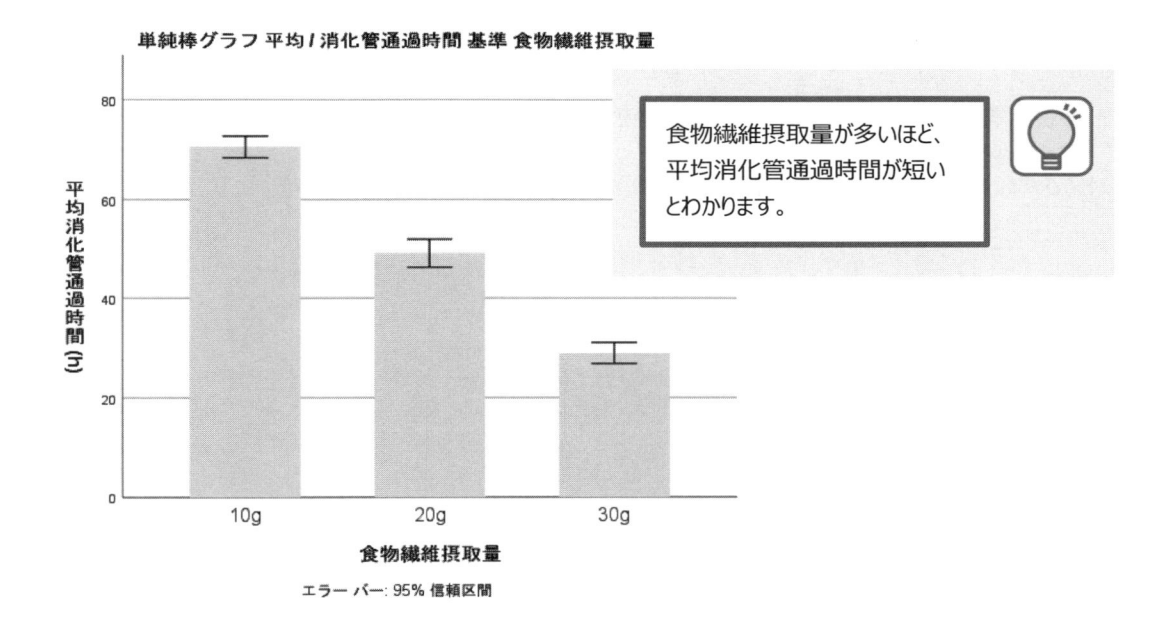

**単純棒グラフ 平均 / 消化管通過時間 基準 食物繊維摂取量**

食物繊維摂取量が多いほど、平均消化管通過時間が短いとわかります。

エラー バー: 95% 信頼区間

**図 6.3　エラーバー付き棒グラフ**

<u>3 つの水準のエラーバーが重なっていないことから、それぞれの母平均には差があると予想されます。</u>

　この結果はあくまでも標本における水準での関係なので、次に、対応のない 1 元配置の分散分析を使って、母集団において有意な差があるかどうかを調べます。

　対応のないデータで 1 元配置の分散分析を行う前に、 3 つのグループの正規性と等分散性が仮定できているか否かを確認する必要がありますが、ここでは、正規性は成り立っているものとし、等分散性については SPSS の分析結果の出力を見ながら判断します。

　対応のない 1 元配置の分散分析の流れは、次の通りです。

| | | |
|---|---|---|
| **Step 1** | 帰無仮説「3 つのグループの母平均に差がない」 | |
| **Step 2** | 検定統計量を計算 | |
| **Step 3** | 有意確率と有意水準を比較 | |
| **Step 4** | 仮説の判断 | |

　ここでの帰無仮説は、

　　　　　　帰無仮説：3 つのグループの母平均に差がない

と設定します。つまり、 3 つのグループの母平均がすべて等しいということです。

　正規性の確認については、第 5 章の「ちょっと待って！　正規性の確認」（p.176）を参照してください。

　　　分散分析の検定統計量は F 分布に従うので、この検定のことを
　　　F 検定ともいいます。

## SPSS　対応のない１元配置の分散分析の手順

SPSS で対応のない１元配置の分散分析を行う場合は、[一元配置分散分析] を使います。

**手順 1** [分析] メニュー ▶ [平均の比較] ▶ [一元配置分散分析] を選択します。

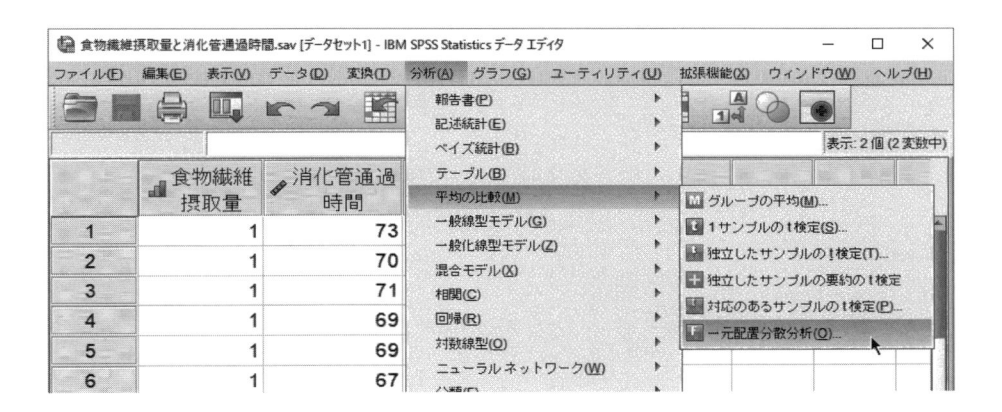

**手順 2** 「消化管通過時間」 ▶ [従属変数リスト] へ移動します。

「食物繊維摂取量」 ▶ [因子] へ移動します。

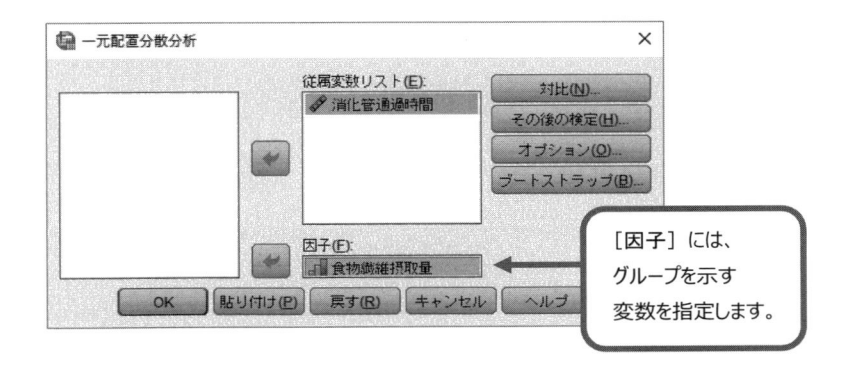

[因子] には、グループを示す変数を指定します。

**手順 3** [オプション] ボタンをクリックします。

**手順 4** ［等分散性の検定］をチェックします。

この操作により、等分散性の検定結果が出力される
ようになります。

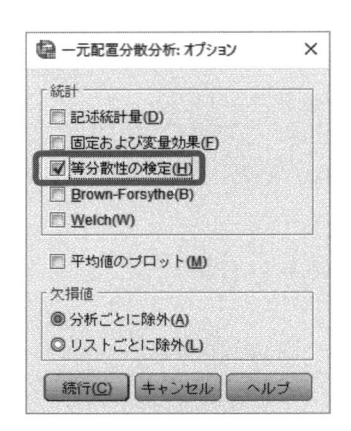

**手順 5** ［続行］ボタンをクリックします。

**手順 6** ［その後の検定］ボタンをクリックします。

**手順 7** ［Tukey］をチェックします。

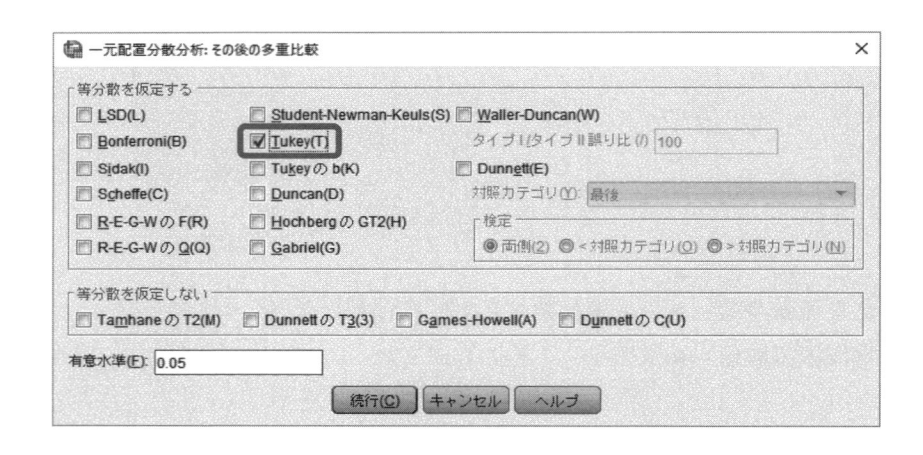

この画面では、この後に紹介する多重比較の設定を行うことができます。

等分散性を仮定する場合と仮定しない場合で多重比較の手法が分かれますが、
このサンプルデータ❽では等分散性を仮定し、すべてのグループを比較する
パラメトリックな手法として、［Tukey］を選択します。

**手順 8** ［続行］ボタン ▶ ［OK］ボタンをクリックします。

出力ビューアに 1 元配置の分散分析の結果が表示されます。

まず、**等分散性の検定**の表を確認します（図 6.4）。

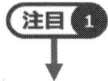

### 等分散性の検定

| | | Levene 統計量 | 自由度 1 | 自由度 2 | 有意確率 |
|---|---|---|---|---|---|
| 消化管通過時間 | 平均値に基づく | .333 | 2 | 30 | .720 |
| | 中央値に基づく | .294 | 2 | 30 | .747 |
| | 中央値と調整済み自由度に基づく | .294 | 2 | 29.040 | .747 |
| | トリム平均値に基づく | .332 | 2 | 30 | .720 |

**図 6.4　等分散性の検定の表**

この表では、手順 4 で指定した等分散性を検定する Levene の検定結果が、
平均値や中央値といった中心傾向を示す統計量について、それぞれ表示されます。

帰無仮説は、3 つの母集団の「等分散性を仮定する」となります。

**注目 1** **有意確率（両側）**：等分散性の検定の有意確率を示しています。

この値と有意水準 0.05 を比較して、帰無仮説が棄却されるかどうかを判断します。
いずれも　**有意確率 ≥ 有意水準 0.05**　なので、帰無仮説は棄却されません。
つまり、3 つの母集団において、

 等分散性を仮定する

と結論づけられます。

 もしも等分散性を仮定できない場合は、データの変換や
ノンパラメトリックな手法へ切り替えます。

次に、**分散分析**の表を確認します（図 6.5）。

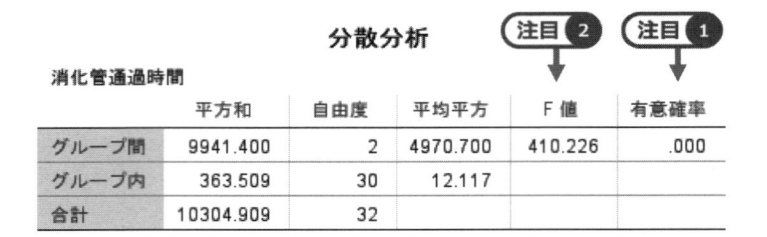

図 6.5　分散分析の表

 **有意確率**：F 値の有意確率を示しています。

**有意確率 0.000 ＜ 有意水準 0.05**　なので、帰無仮説は棄却されます。
つまり、3 つの母集団において、

食物繊維の摂取量による消化管通過時間に**差がある**

と結論づけられます。

 **F 値**：F 検定の検定統計量を示しています。

論文などでは  の結果と合わせて、

食物繊維の摂取量による消化管通過時間には有意な差が
認められた（ $F(2) = 410.226,\ p < .05$ ）.

と記述します。

この結果からわかることは、3つのグループの消化管通過時間の間に差があるということなので、次に多重比較と呼ばれる手法を用いて、どのグループとどのグループの間に差があるのかを調べます。

分散分析の検定は、帰無仮説「因子Aの各水準の主効果は0」となります。
**主効果**とは、因子Aの全平均と各水準の平均との差のことです。
つまり、「因子Aの各水準の主効果は0」とは、因子Aの各グループの母平均が、すべて同じということです。
帰無仮説が棄却されると、「因子Aの効果が認められた」と表現されることがあります。

**E**xcel では…　１元配置の分散分析を行うときは、
　　　［データ分析］▶［分散分析：一元配置］
を利用します。

分散分析の結果、3 つのグループの母平均がすべて同じではない、つまり、母平均には差があることがわかりました。そこで、より具体的に、どのグループとどのグループの間に差があるかどうかを調べるために**多重比較**を行います。

多重比較にはいくつか種類があります。このサンプルデータ❽のように、母集団分布に正規性と等分散性を仮定したとき、母平均について各グループ間での対比を同時に検定する手法として、**Tukey の方法（Tukey の HSD）**がよく用いられます。

手順 7 で指定した多重比較の結果は、出力ビューアの多重比較の表に出力されます。

多重比較には多くの種類があり、分析目的に応じて、その内容に適した手法を選びます。
表 6.6 に、代表的な手法を紹介します。ただし、手法によって検出力には違いがあります。

### 表 6.6　多重比較の手法

| | | すべてのグループで差があるか比較する | |
|---|---|:---:|:---:|
| | | パラメトリック | ノンパラメトリック |
| 手法 | Tukey | ✓ | |
| | Scheffe | ✓ | ✓ |
| | Steel-Dwass | | ✓ |
| | Bonferroni | ✓ | ✓ |

次に、**多重比較**の表を確認します（図 6.6）。

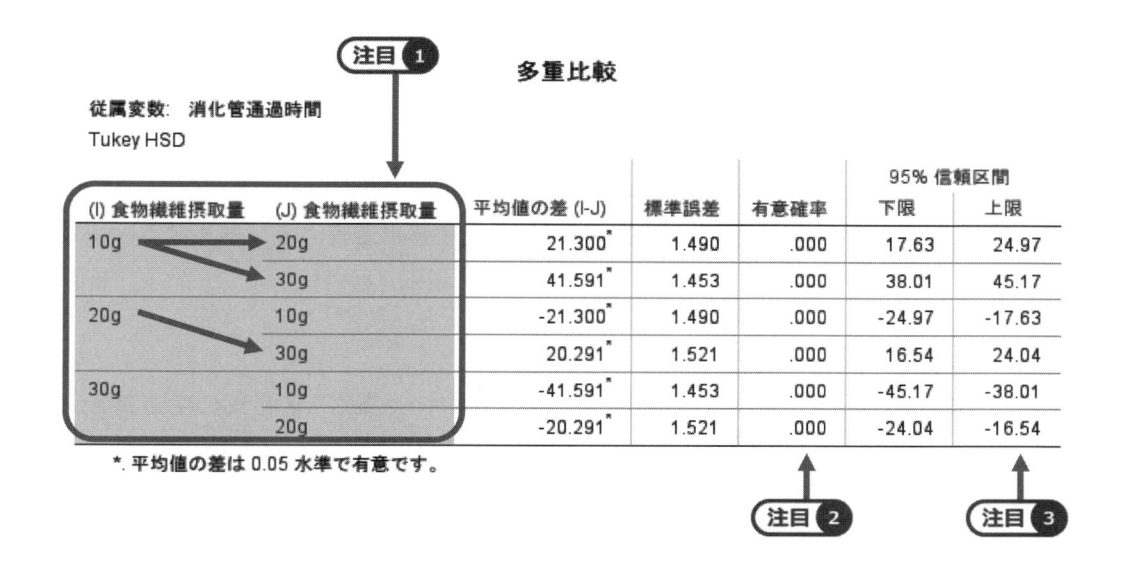

図 6.6　多重比較の表

多重比較の表では、各グループの組み合わせごとに検定結果が表示されています。

**注目 1** 表の左側はグループの組み合わせを示しています。

組み合わせには重複があるので、ここでは、

$$10g \quad と \quad 20g$$
$$10g \quad と \quad 30g$$
$$20g \quad と \quad 30g$$

の結果のみを読み取ります。

**有意確率**：各組み合わせでの差の検定の有意確率を示しています。

どのグループの組み合わせにおいても　**有意確率　＜　有意水準 0.05**　なので、有意差があるとわかります。

つまり、それぞれの母集団において、

 どの食物繊維の摂取量でも消化管通過時間には**差がある**

と結論づけられます。

この多重比較は、第 5 章で紹介した "対応のない t 検定" とは別の手法です。

**95%信頼区間**：各グループでの差の 95% 信頼区間を示しています。

有意差が認められましたが、それぞれどのくらい差があったのかを、95%信頼区間から

 消化管通過時間の差は,
10 g と 20 g では,
　　　　10 g の方が 17.63 ～ 24.97(h) 多く,
10 g と 30 g では,
　　　　10 g の方が 38.01 ～ 45.17(h) 多く,
20 g と 30 g では,
　　　　20 g の方が 16.54 ～ 24.04(h) 多い.

と読み取ります。

図 6.3 のグラフと合わせて解釈すると理解しやすくなります。

## 対応のない 1 元配置の分散分析のまとめ

　以上の対応のない 1 元配置の分散分析の結果を、論文中の「結果」での記述例と合わせて、まとめてみます。

　食物繊維の摂取量 10g、20g、30g と消化管通過時間について、対応のない 1 元配置の分散分析および多重比較を行った結果、

　どの食物繊維の摂取量においても消化管通過時間には有意差が認められた（$F_{(2)} = 410.226$, $p < .05$）．10 g と 20 g では，10 g の方が 17.63 〜 24.97(h) 多く，10 g と 30 g では、10 g の方が 38.01 〜 45.17(h) 多く，20 g と 30 g では、20 g の方が 16.54 〜 24.04(h) 多かった．

とわかりました。

　この結果からいえることを、看護的な観点をふまえ解釈例を考えてみます。
　論文中の「考察」に次のように記述されます。

　以上より，食物繊維を多く摂取する方が消化管通過時間は短くなることがわかった．しかし日常的に 30 g 摂取することは困難な場合があるため，実生活を考慮すると 20 g を目安とすべきであると考えられる．

解答 ◉ p.228

**問題 6** 次のデータは、統計では有名な Fisher のアヤメのデータの一部です。

　　　3 種類のアヤメの花びらの長さ（cm）が 50 個ずつあり、品種によっての母平均に差が
あるか調べてみます。次の **（1）** に答えましょう。

**表 6.7　3 種のアヤメの花びらの長さ（cm）**

| セトナ | | バーシクル | | バージニカ | |
|---|---|---|---|---|---|
| 1.4 | 1.4 | 4.6 | 3.9 | 5.6 | 4.8 |
| 1.4 | 1.5 | 4.5 | 4.5 | 5.6 | 6.1 |
| 1.0 | 1.5 | 4.8 | 3.5 | 5.1 | 5.6 |
| 1.7 | 1.4 | 4.6 | 3.7 | 5.1 | 5.1 |
| 1.3 | 1.5 | 5.1 | 3.9 | 5.2 | 5.8 |
| 1.6 | 1.7 | 3.9 | 4.3 | 5.5 | 5.9 |
| 1.4 | 1.5 | 4.5 | 4.2 | 5.1 | 5.5 |
| 1.4 | 1.4 | 4.7 | 4.0 | 5.9 | 4.8 |
| 1.3 | 1.3 | 4.7 | 4.7 | 5.4 | 5.6 |
| 1.6 | 1.5 | 4.5 | 4.4 | 6.7 | 6.9 |
| 1.3 | 1.5 | 4.0 | 4.1 | 5.7 | 5.0 |
| 1.6 | 1.3 | 3.8 | 4.9 | 6.6 | 5.7 |
| 1.4 | 1.5 | 4.5 | 4.7 | 4.5 | 6.1 |
| 1.6 | 1.5 | 4.0 | 4.3 | 5.2 | 4.9 |
| 1.9 | 1.3 | 4.4 | 3.0 | 5.1 | 6.3 |
| 1.6 | 1.4 | 4.4 | 4.1 | 5.0 | 5.8 |
| 1.2 | 1.6 | 4.5 | 4.7 | 5.3 | 5.8 |
| 1.1 | 1.4 | 4.1 | 3.6 | 6.4 | 5.4 |
| 1.2 | 1.3 | 4.5 | 4.9 | 5.7 | 6.1 |
| 1.9 | 1.7 | 3.5 | 4.0 | 6.7 | 5.1 |
| 1.4 | 1.5 | 4.2 | 4.0 | 4.9 | 5.3 |
| 1.4 | 1.7 | 3.3 | 4.4 | 6.0 | 5.5 |
| 1.6 | 1.5 | 4.2 | 4.8 | 4.9 | 5.0 |
| 1.4 | 1.5 | 4.2 | 5.0 | 5.6 | 5.1 |
| 1.5 | 1.5 | 4.6 | 3.3 | 5.6 | 6.0 |

**（1）**　3 種類の花びらの長さについて、対応のない 1 元配置の分散分析と多重比較を
　　　行いましょう（ただし各グループとも正規分布に従っていると仮定します）。

# 付録　統計的検定のコツ

- ■t分布の数表とその見方
- ■信頼性のある研究結果を導くヒケツ
- ■効果量
- ■有意水準と検出力
- ■サンプルサイズの設定と検出力の確認

## t分布の数表とその見方

### （1）t分布表

　t分布表から、自由度 $m$ の t 分布に対し、上側確率 $\alpha$ に対応する t の値を求めることができます。この値を上側 $100\alpha$ パーセント点といい、$t(\alpha, m)$ で表します。

**表 1　t分布表**

| α<br>自由度 | 0.100 | 0.050 | 0.025 | 0.010 | 0.005 |
|---|---|---|---|---|---|
| 1 | 3.078 | 6.314 | 12.706 | 31.821 | 63.657 |
| 2 | 1.886 | 2.920 | 4.303 | 6.965 | 9.925 |
| 3 | 1.638 | 2.353 | 3.182 | 4.541 | 5.841 |
| 4 | 1.533 | 2.132 | 2.776 | 3.747 | 4.604 |
| 5 | 1.476 | 2.015 | 2.571 | 3.365 | 4.032 |
| 6 | 1.440 | 1.943 | 2.447 | 3.143 | 3.707 |
| 7 | 1.415 | 1.895 | 2.365 | 2.998 | 3.499 |
| 8 | 1.397 | 1.860 | 2.306 | 2.896 | 3.355 |
| 9 | 1.383 | 1.833 | 2.262 | 2.821 | 3.250 |
| 10 | 1.372 | 1.812 | 2.228 | 2.764 | 3.169 |
| 11 | 1.363 | 1.796 | 2.201 | 2.718 | 3.106 |
| 12 | 1.356 | 1.782 | 2.179 | 2.681 | 3.055 |
| 13 | 1.350 | 1.771 | 2.160 | 2.650 | 3.012 |
| 14 | 1.345 | 1.761 | 2.145 | 2.624 | 2.977 |
| 15 | 1.341 | 1.753 | 2.131 | 2.602 | 2.947 |
| 16 | 1.337 | 1.746 | 2.120 | 2.583 | 2.921 |
| 17 | 1.333 | 1.740 | 2.110 | 2.567 | 2.898 |
| 18 | 1.330 | 1.734 | 2.101 | 2.552 | 2.878 |
| 19 | 1.328 | 1.729 | 2.093 | 2.539 | 2.861 |
| 20 | 1.325 | 1.725 | 2.086 | 2.528 | 2.845 |
| 21 | 1.323 | 1.721 | 2.080 | 2.518 | 2.831 |
| 22 | 1.321 | 1.717 | 2.074 | 2.508 | 2.819 |
| 23 | 1.319 | 1.714 | 2.069 | 2.500 | 2.807 |
| 24 | 1.318 | 1.711 | 2.064 | 2.492 | 2.797 |
| 25 | 1.316 | 1.708 | 2.060 | 2.485 | 2.787 |
| 26 | 1.315 | 1.706 | 2.056 | 2.479 | 2.779 |
| 27 | 1.314 | 1.703 | 2.052 | 2.473 | 2.771 |
| 28 | 1.313 | 1.701 | 2.048 | 2.467 | 2.763 |
| 29 | 1.311 | 1.699 | 2.045 | 2.462 | 2.756 |
| 30 | 1.310 | 1.697 | 2.042 | 2.457 | 2.750 |
| 100 | 1.290 | 1.660 | 1.984 | 2.364 | 2.626 |
| 1000 | 1.282 | 1.646 | 1.962 | 2.330 | 2.581 |

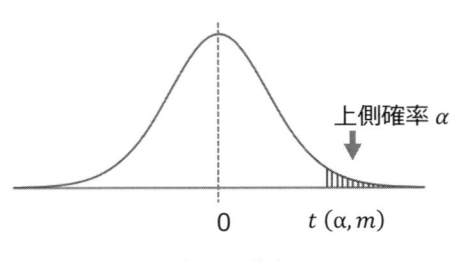

上側確率 $\alpha$

$0$　　$t(\alpha, m)$

**図 1　t分布**

## （2） t 分布表――上側 100 $\alpha$ パーセント点の読み取り方

　95%信頼区間で用いるパーセント点の $t(\alpha, m)$ を、t 分布表から求める手順を紹介します。

　ここでは例として標本数 10、上側確率 0.025 として 95 パーセント点 $t(0.025, 9)$ を求めます。

**Step 1**　自由度 $m$ を求めます。

　　　標本数 10 より、自由度 $m = 10 - 1 = 9$ となります。

**Step 2**　上側確率 $\alpha$ を決めます。

　　　95%信頼区間を考えているので、$\alpha = \dfrac{0.05}{2} = 0.025$ となります。

**Step 3**　t 分布表から $t(0.025, 9)$ を読み取ります（表 2）。

　　　t 分布表の自由度 9 の行と、上側確率 0.025 の列の交わる値が

　　　求める $t(0.025, 9) = 2.262$ となります。

### 表 2　自由度 9 上側確率 0.025 のパーセント点

| $\alpha$<br>自由度 | 0.100 | 0.050 | 0.025 | 0.010 | 0.005 |
|---|---|---|---|---|---|
| 1 | | | 12.706 | | |
| 2 | | | 4.303 | | |
| 3 | | | 3.182 | | |
| 4 | | | 2.776 | | |
| 5 | | | 2.571 | | |
| 6 | | | 2.447 | | |
| 7 | | | 2.365 | | |
| 8 | | | 2.306 | | |
| 9 | 1.383 | 1.833 | **2.262** | 2.821 | 3.250 |
| 10 | | | 2.228 | | |
| 11 | | | 2.201 | | |
| 12 | | | 2.179 | | |
| 13 | | | 2.160 | | |

## 信頼性のある研究結果を導くヒケツ

統計的仮説検定（頻度論）では、

帰無仮説 ▶ 検定統計量 ▶ 有意確率 ▶ 帰無仮説の判断

という流れですが、これには次のような問題点があります。

有意確率はデータ数に影響され、データ数が大きいほど有意確率は小さくなる性質があります。つまり、本来は有意でない結果も、データ数を増やすことで有意であると判断してしまう可能性があります。

また、真に有意な結果であっても、$p$ 値だけでは変数の影響の大きさや関係の大きさまではわかりません。

そこで、より信頼性のある分析を行うために、右のような4つの要素が重要となります（図2）。

4つの要素の概要は、次の通りです（表3）。

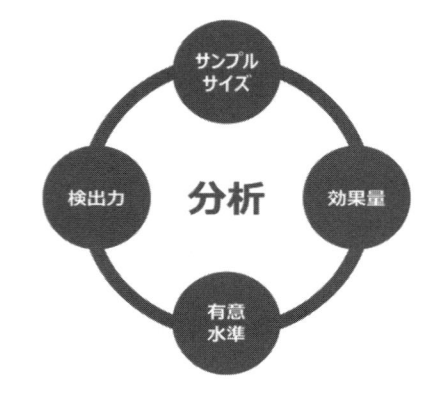

**図2　より良い分析のための4つの要素**

### 表3　4つの要素の概要

| | |
|---|---|
| サンプルサイズ | 分析に用いるデータの個数のことで、信頼できる結果を得るために、データの個数をいくつに設定するかが問題となります。 |
| 効 果 量 | 実験による効果の大きさや変数間の関係の強さを表す指標で、帰無仮説が正しくない程度を量的に示す指標ともいえます。 |
| 有 意 水 準 $\alpha$ | 帰無仮説が正しいとしたときに、帰無仮説を棄却する（第1種の過誤）確率のことです。 |
| 検 出 力 $1-\beta$ | 対立仮説が正しいときに帰無仮説を棄却する確率のことで、一般的には0.8以上が良いとされています。 |

## 効果量

　統計的仮説検定では、例えば母平均に有意差が認められても、その効果の大きさまでは示すことはできません。また求めた有意確率（$p$ 値）も効果の大きさを表す指標ではないので、解釈には注意が必要です。

　そこで、**効果量**（effect size）と呼ばれる効果の大きさを表す統計的な指標が用いられます。効果量の絶対値が大きいほど、帰無仮説からの乖離度が大きいことを表しています。

　効果量は大別すると、d 族と r 族の 2 種類に分けられます（図 3）。

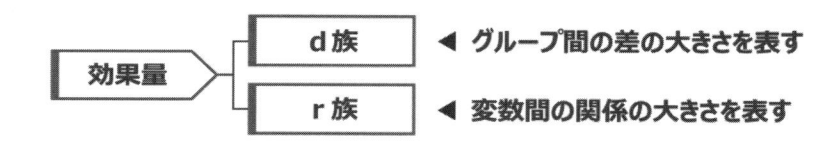

**図 3　効果量の種類と利用**

　さらに効果量は、母集団に対する母効果量と、標本に対する標本効果量もあります。

　効果量は、分析に応じて 70 種類以上あるといわれ、また、その評価にはいろいろな基準が提案されています。

　ここでは、本書で紹介した分析手法で利用される効果量を紹介します。

**（1）d族の効果量──グループ間の差の大きさを表す**

| | |
|---|---|
| **相関分析**<br>（パラメトリックの場合） | 効果量<br>Pearson の積率相関係数が用いられます。<br><br>$$r = \frac{\sum_{i=1}^{N}(x_i - \bar{x})(y_i - \bar{y})}{\sqrt{\sum_{i=1}^{N}(x_i - \bar{x})^2} \times \sqrt{\sum_{i=1}^{N}(y_i - \bar{y})^2}}$$<br><br>ただし、<br>　　　$N$：データ数<br>　　　$\bar{x}, \bar{y}$：各変数の平均値<br>を表します。 |

| | |
|---|---|
| **回帰分析** | 効果量<br>決定係数が用いられます。<br><br>$$R^2 = \left( \frac{\sum_{i=1}^{N}(y_i - \bar{y})(Y_i - \bar{y})}{\sqrt{\sum_{i=1}^{N}(y_i - \bar{y})^2} \times \sqrt{\sum_{i=1}^{N}(Y_i - \bar{y})^2}} \right)^2$$<br><br>ただし、<br>　　　$N$：データ数<br>　　　$Y$：回帰式による予測値<br>　　　$\bar{y}$：実測値の平均値<br>を表します。 |

| | | |
|---|---|---|
| **t 検定**<br>（対応なし・対応あり） | 効果量 | Cohen の $d = \dfrac{\overline{x_1} - \overline{x_2}}{S_p}$<br><br>$S_p = \sqrt{\dfrac{(N_1 - 1)s_1^2 + (N_2 - 1)s_2^2}{N_1 + N_2}}$ |

ただし、各グループに対して、

$$\overline{x_1}, \overline{x_2} : 標本平均$$
$$s_1, s_2 : 標本分散$$
$$N_1, N_2 : データ数$$

を表します。

t 検定には r 族の効果量 r もあり、$0 \leq r \leq 1$ の値をとります。

$$r = \sqrt{\dfrac{t^2}{t^2 + df}}$$

ただし、

$$t : \text{t 値}$$
$$df : 自由度$$

を表します。

※Hedges の $g$ を Cohen の $d$ とする場合もあります。

対応のある t 検定の効果量には、対応関係があることを考慮した式もあります。

| | | |
|---|---|---|
| **1 元配置の分散分析**<br>（対応なし） | 効果量 | イータの 2 乗 $\eta^2 = \dfrac{SS_A}{SS_T}$ |

ただし、

$$SS_T : 観測データ全体の合計平行和$$
$$SS_A : グループ間の平行和$$

を表します。

**（2）r 族の効果量**──変数間の関係の大きさを表す

<table>
<tr><td rowspan="2">**独立性の検定**<br>（2×2クロス集計表）</td><td>2 個と 2 個のカテゴリのクロス集計表の効果量</td></tr>
<tr><td>

| | カテゴリ $Y_1$ | カテゴリ $Y_2$ |
|---|---|---|
| カテゴリ $X_1$ | $A$ | $B$ |
| カテゴリ $X_2$ | $C$ | $D$ |

効果量

$$\text{ファイ係数 } \phi = \frac{AD - BC}{\sqrt{(A+B)(C+D)(A+C)(B+D)}}$$

</td></tr>
<tr><td rowspan="2">**独立性の検定**<br>（m×n クロス集計表）</td><td>$m$ 個のカテゴリの名義尺度と $n$ 個のカテゴリの名義尺度の<br>クロス集計表の効果量</td></tr>
<tr><td>

効果量

$$\text{Cramer } の V = \sqrt{\frac{\chi^2(m-1, n-1)}{\min(m-1, n-1) \times N}}$$

ただし、

$\quad \min(m-1, n-1)$ は $m-1$ と $n-1$ の小さい方のカテゴリ数

$\quad\quad N$ は全データ数

を表します。

</td></tr>
</table>

※順序尺度と順序尺度の場合は、順序相関係数が効果量となります（ノンパラメトリックの相関係数）。

## （3）効果量の大きさの目安

　得られた効果量の大きさの解釈には、次のような目安があります（表4）。ただし、研究分野によっては解釈が変わることがあるので、先行研究を参照します。

**表4　効果量の大きさの目安**

| | 効果量 | 効果量の大きさ | | |
| --- | --- | --- | --- | --- |
| | | 小 | 中 | 大 |
| 相関分析 | $r$ | 0.10 | 0.30 | 0.50 |
| 回帰分析 | $R^2$ | 0.02 | 0.13 | 0.26 |
| 独立性の検定 | $\phi, V$ | 0.10 | 0.30 | 0.50 |
| t検定 | $d, g$ | 0.20 | 0.50 | 0.80 |
| | $r$ | 0.10 | 0.30 | 0.50 |
| 1元配置の分散分析 | $\eta^2$ | 0.01 | 0.06 | 0.14 |
| | $\omega^2$ | 0.01 | 0.09 | 0.25 |

　効果量を求める式には、有意確率が用いられているものもあります。

　論文では有意水準 $p < .05$ といった表記だけではなく、正確な有意確率を示すことが増えています。

### 有意水準と検出力

統計的仮説検定では、本来は帰無仮説が正しいのに誤って帰無仮説を棄却したり、本来は帰無仮説が間違っているのに、誤って帰無仮説を棄却しなかったりする可能性があります。前者を第1種の誤り、後者を第2種の誤りといいます（表5）。

**表5　第1種の誤りと第2種の誤り**

| | 真に帰無仮説が正しい | 真に帰無仮説が正しくない |
|---|---|---|
| 帰無仮説を棄却しない<br>（その確率） | 正しい判断<br>$(1 - \alpha)$ | 第2種の誤り<br>$(\beta)$ |
| 帰無仮説を棄却する<br>（その確率） | 第1種の誤り<br>（有意水準 $\alpha$ ） | 正しい判断<br>（検出力$1 - \beta$） |

第1種の誤りをする確率を**有意水準**、真に帰無仮説が正しくないときに帰無仮説を棄却する確率を**検出力**といいます。検出力は高いほど良いというわけではありません。研究に応じて適切な検出力を設定することが、信頼性のある研究結果につながります。

> **ヒトコト** 検出力は0〜1の値をとりますが、多くの場合0.8に設定されます。
> また、先行研究から決めることもありますが、先行研究からも明らかでないときは中程度の0.5が用いられることがあります。

## サンプルサイズの設定と検出力の確認

信頼性のある研究結果を示すために、

サンプルサイズ　　有意水準　　効果量　　検定力

の４つの要素を用いますが、分析前に考慮するか、分析後に考慮するかで、使い方が異なります。

### （1）サンプルサイズの設定

研究計画の段階で、信頼性のある結果を得るためには、あらかじめ**サンプルサイズ**（標本数）を設定しておくことが重要です。多くの研究では、分析に必要なサンプルサイズを決めることが課題となります。

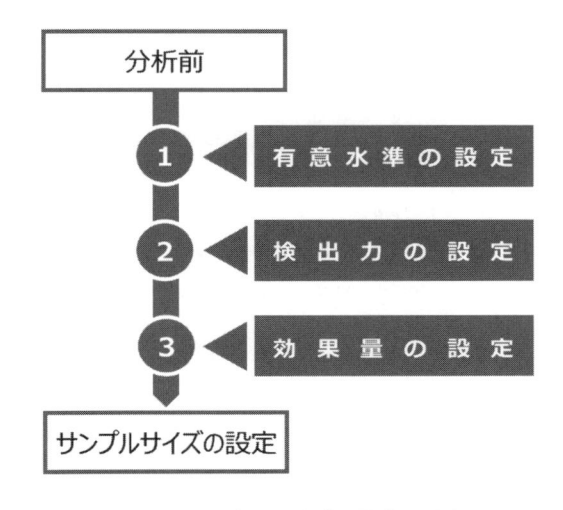

**図 4　サンプルサイズの設定の手順**

**（2）検出力の確認**

　分析の後に検出力を求め、信頼性のある結果が得られたかどうか、確認することは重要です。分析後に検出力を調べるため、**検出力分析**とも呼ばれます。

　分析後であれば、すでにサンプルサイズ、有意水準、効果量がわかっているので、検出力を計算し、期待している水準に達しているかどうかを確認することができます。

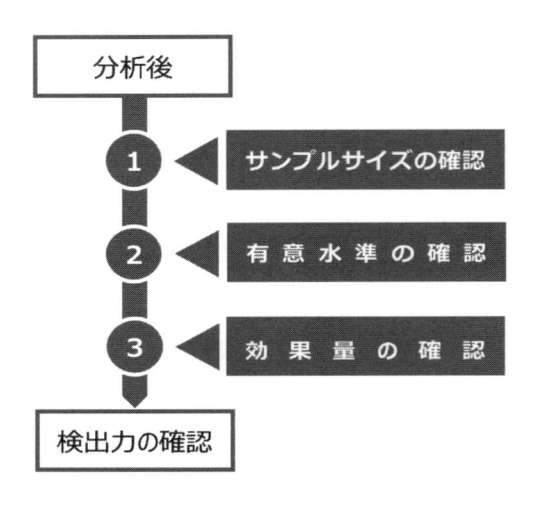

**図5　検出力の確認の手順**

　サンプルサイズや検出力は、R や G*Power などのフリーソフトを利用すると、簡単に求めることができます。

解 答

演習問題の解答では、結果に対する解釈については省いています。

## 第1章　演習問題（p.24）

**問題1**　各基礎統計量を定義式から求めます。

### 表1.8の解答

|  | BMI | 血糖値 | 血圧 | 総コレステロール |
|---|---|---|---|---|
| 平均値 | 28.7 | 158.1 | 134.9 | 272.6 |
| 中央値 | 28.2 | 145 | 131 | 257 |
| 分散 | 33.8 | 1296.5 | 185.3 | 11823.1 |
| 標準偏差 | 5.816 | 36.007 | 13.612 | 108.734 |

## 第2章　演習問題（p.54）

**問題2**

**（1）**　「性別」は名義尺度の質的データなので、分析に適した基礎統計量は最頻値です。

さらに、「性別」は文字データなので、数値データへ変換しておく必要があります。

2値データなので、女性▶0、男性▶1　とコードしておきます。

よって、最頻値＝1となります。

　※0/1データに変換した場合は、平均値は意味を持つので、適した基礎統計量といえます。

### 表 2.10 に「性別コード」と「年代」を追加

| No. | 性別 | 性別コード | 年齢 | 年代 | 基礎代謝量（kcal/日） | 入浴時間（分） |
|-----|------|-----------|------|------|---------------------|--------------|
| 001 | 女性 | 0 | 37 | 30 | 1302 | 25 |
| 002 | 男性 | 1 | 19 | 10 | 1368 | 18 |
| 003 | 男性 | 1 | 39 | 30 | 1583 | 31 |
| 004 | 男性 | 1 | 26 | 20 | 1488 | 25 |
| 005 | 女性 | 0 | 18 | 10 | 1060 | 33 |
| 006 | 女性 | 0 | 49 | 40 | 1627 | 35 |
| 007 | 男性 | 1 | 41 | 40 | 1516 | 41 |
| 008 | 女性 | 0 | 28 | 20 | 1105 | 47 |
| 009 | 男性 | 1 | 45 | 40 | 1382 | 26 |
| 010 | 男性 | 1 | 35 | 30 | 1583 | 38 |

**(2)** 「性別」は質的データなので、分析に適したグラフは円グラフです。各性別の人数比率は、

$$男性：\frac{6}{10} = 0.6\,(60\%)$$

$$女性：\frac{4}{10} = 0.4\,(40\%)$$

となるので、右図のようになります。

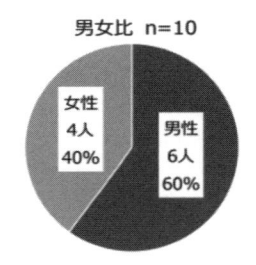

**(3)** 各性別の「平均入浴時間」は、次のように求められます。

$$男性：\frac{18 + 31 + 25 + 41 + 26 + 38}{6} = 30$$

$$女性：\frac{25 + 33 + 35 + 47}{4} = 35$$

「性別」について、これらの平均値をグラフ化するので棒グラフを用います。

**(4)** 「年齢」を「年代」へ変換します。

各年代の度数と相対度数を求めると、度数分布表は以下のようになります。

| 年代 | 度数（人） | 相対度数 | |
|---|---|---|---|
| 10代 | 2 | 20% | ← 2/10 = 0.20 |
| 20代 | 2 | 20% | ← 2/10 = 0.20 |
| 30代 | 3 | 30% | ← 3/10 = 0.30 |
| 40代 | 3 | 30% | ← 3/10 = 0.30 |
| 合計 | 10 | 100% | |

**(5)** 「基礎代謝量」と「入浴時間」は量的データなので、以下の表の基礎統計量を求めます。

このデータの場合、最頻値は適しません。同じ値のデータが少なく最頻値を求めても解釈にあまり役立たないためです。

| | 基礎代謝量 | 入浴時間 |
|---|---|---|
| 平均値 | 1401.4 | 31.9 |
| 中央値 | 1435 | 32 |
| 分散 | 39251.6 | 75.9 |
| 標準偏差 | 198.120 | 8.711 |

**(6)** 「入浴時間」は量的データなので、いくつかのカテゴリに分けてからヒストグラムにする必要があります。ここでは、以下のように分けてから、ヒストグラムを作成してみます。

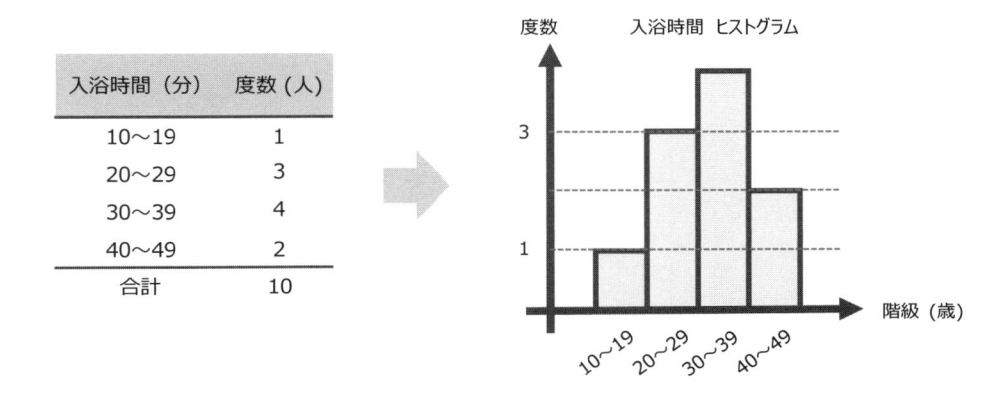

| 入浴時間（分） | 度数（人） |
|---|---|
| 10〜19 | 1 |
| 20〜29 | 3 |
| 30〜39 | 4 |
| 40〜49 | 2 |
| 合計 | 10 |

※度数分布表やヒストグラムの作成には、データ数が 50 以上あることが望ましいとされています。

**問題4-1.**

はじめに表4.9のデータの「所属学部」と「朝食の頻度」を次のように変換しておきます。

| 「所属学部」: | 看護 | ▶ 1 |
| | 心理 | ▶ 2 |
| | デザイン | ▶ 3 |

| 「朝食の頻度」: | 毎日 | ▶ 1 |
| | ときどき | ▶ 2 |
| | 食べない | ▶ 3 |

これにより、データは以下のようになります。

| 学籍番号 | 所属学部 | 朝食の頻度 |
|---|---|---|
| A001 | 1 | 1 |
| A002 | 1 | 1 |
| A003 | 1 | 2 |
| A004 | 1 | 2 |
| A005 | 1 | 2 |
| A006 | 1 | 2 |
| A007 | 1 | 2 |
| A008 | 1 | 2 |
| A009 | 1 | 2 |
| A010 | 1 | 3 |
| A011 | 1 | 3 |
| A012 | 1 | 3 |
| A013 | 1 | 3 |
| A014 | 1 | 3 |
| A015 | 1 | 3 |
| A016 | 1 | 3 |
| A017 | 1 | 3 |
| A018 | 1 | 3 |
| A019 | 1 | 3 |
| A020 | 1 | 3 |

| 学籍番号 | 所属学部 | 朝食の頻度 |
|---|---|---|
| A021 | 1 | 3 |
| A022 | 1 | 3 |
| B001 | 2 | 1 |
| B002 | 2 | 1 |
| B003 | 2 | 1 |
| B004 | 2 | 1 |
| B005 | 2 | 1 |
| B006 | 2 | 1 |
| B007 | 2 | 1 |
| B008 | 2 | 1 |
| B009 | 2 | 1 |
| B010 | 2 | 2 |
| B011 | 2 | 2 |
| B012 | 2 | 2 |
| B013 | 2 | 2 |
| B014 | 2 | 2 |
| B015 | 2 | 2 |
| B016 | 2 | 3 |
| B017 | 2 | 3 |
| B018 | 2 | 3 |

| 学籍番号 | 所属学部 | 朝食の頻度 |
|---|---|---|
| C001 | 3 | 1 |
| C002 | 3 | 1 |
| C003 | 3 | 1 |
| C004 | 3 | 1 |
| C005 | 3 | 1 |
| C006 | 3 | 1 |
| C007 | 3 | 1 |
| C008 | 3 | 1 |
| C009 | 3 | 1 |
| C010 | 3 | 1 |
| C011 | 3 | 1 |
| C012 | 3 | 2 |
| C013 | 3 | 2 |
| C014 | 3 | 2 |
| C015 | 3 | 2 |
| C016 | 3 | 2 |
| C017 | 3 | 2 |
| C018 | 3 | 3 |
| C019 | 3 | 3 |
| C020 | 3 | 3 |

**(1)** ここでは SPSS を利用して分析を行ってみます。

求めるクロス集計表は次のようになります。

**朝食の頻度 と 所属学部 のクロス表**

| | | | 所属学部 | | | 合計 |
|---|---|---|---|---|---|---|
| | | | 1 看護 | 2 心理 | 3 デザイン | |
| 朝食の頻度 | 1 毎日 | 度数 | 2 | 9 | 11 | 22 |
| | | 朝食の頻度 の % | 9.1% | 40.9% | 50.0% | 100.0% |
| | 2 ときどき | 度数 | 7 | 6 | 6 | 19 |
| | | 朝食の頻度 の % | 36.8% | 31.6% | 31.6% | 100.0% |
| | 3 食べない | 度数 | 13 | 3 | 3 | 19 |
| | | 朝食の頻度 の % | 68.4% | 15.8% | 15.8% | 100.0% |
| 合計 | | 度数 | 22 | 18 | 20 | 60 |
| | | 朝食の頻度 の % | 36.7% | 30.0% | 33.3% | 100.0% |

行変数に「朝食の頻度」、列変数に「所属学部」を指定し、行についてパーセントを表示しています（頻度ごとに注目したい場合は列についてパーセントを表示します）。
この表から、「毎日」では、看護が 9.1% と最も少なく、デザインが 50.0% と最も多い。
「ときどき」では学部による差がないように見られ、「食べない」では看護が 68.4% と
最も多かった、と読み取れます。

**(2)** 独立性の検定を実行し、出力結果を確認します。

**カイ 2 乗検定**

| | 値 | 自由度 | 漸近有意確率 (両側) |
|---|---|---|---|
| Pearson のカイ 2 乗 | 15.560[a] | 4 | .004 |
| 尤度比 | 16.843 | 4 | .002 |
| 線型と線型による連関 | 12.565 | 1 | .000 |
| 有効なケースの数 | 60 | | |

a. 0 セル (0.0%) は期待度数が 5 未満です。最小期待度数は 5.70 です。

Pearson のカイ 2 乗の漸近有意確率（両側）をみると、0.004 ＜0.05（有意水準）なので、
「所属学部」と「朝食の頻度」に、有意な関連性があることがわかります。
また、脚注の期待度数が 5 未満のセルが 20% 以上になっていないことと、最小期待度数が
1 未満のセルがないので、正しく分析できているといえます。

次に、どのカテゴリ間に関連性があるか多重比較を行います。ここでは、列方向の 3 つの
カテゴリ間（所属学部）を比較するのでの Bonferroni の修正による多重比較を用います。

**朝食の頻度 と 所属学部 のクロス表**

| | | | 所属学部 | | | 合計 |
|---|---|---|---|---|---|---|
| | | | 看護 | 心理 | デザイン | |
| 朝食の頻度 | 毎日 | 度数 | 2a | 9b | 11b | 22 |
| | | 所属学部 の % | 9.1% | 50.0% | 55.0% | 36.7% |
| | ときどき | 度数 | 7a | 6a | 6a | 19 |
| | | 所属学部 の % | 31.8% | 33.3% | 30.0% | 31.7% |
| | 食べない | 度数 | 13a | 3b | 3b | 19 |
| | | 所属学部 の % | 59.1% | 16.7% | 15.0% | 31.7% |
| 合計 | | 度数 | 22 | 18 | 20 | 60 |
| | | 所属学部 の % | 100.0% | 100.0% | 100.0% | 100.0% |

各サブスクリプト文字は、列の比率が .05 レベルでお互いに有意差がない 所属学部 のカテ
ゴリのサブセットを示します。

この表から、度数の横の添え字に注目して結果を読み取ると、
- ・「毎日」において、「看護」は「心理」と「デザイン」の母比率に有意差があり、どちらも
「看護」の方が朝食を毎日食べる比率は低い。「心理」と「デザイン」は有意差がない。
- ・「ときどき」において、どの学部間でも母比率に有意差はない。
- ・「食べない」において、「看護」は「心理」と「デザイン」の母比率に有意差があり、
どちらも看護の方が朝食を食べない比率は高い。「心理」と「デザイン」は有意差がない。

と読み取れます。

**問題 4-2.**

（1） 散布図は右のようになります。
「学習時間」と「レポートの点数」には
右上がりの直線的な関係があるといえます。

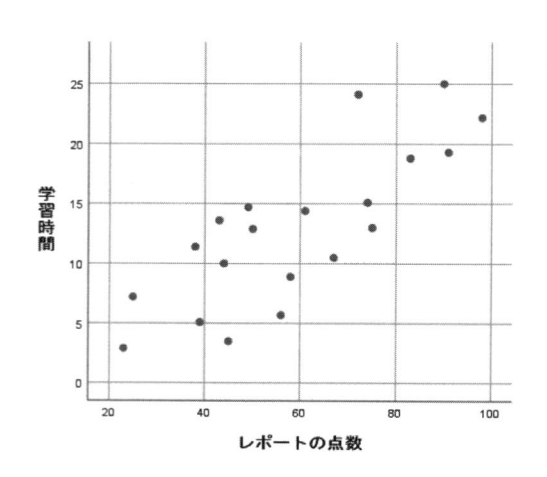

**(2)** 相関分析は、次のようになります。

**相関**

| | | 学習時間 | レポートの点数 |
|---|---|---|---|
| 学習時間 | Pearson の相関係数 | 1 | .802** |
| | 有意確率 (両側) | | .000 |
| | 度数 | 20 | 20 |
| レポートの点数 | Pearson の相関係数 | .802** | 1 |
| | 有意確率 (両側) | .000 | |
| | 度数 | 20 | 20 |

**. 相関係数は 1% 水準で有意 (両側) です。

「学習時間」と「レポートの点数」の相関係数が 0.802 であることと、有意確率（両側）が、0.000 ＜0.05（有意水準）なので、「学習時間」と「レポートの点数」の間に、有意な正の相関があることがわかります。

**(3)** 単回帰分析は、次のようになります。

**係数[a]**

| モデル | | 非標準化係数 B | 標準誤差 | 標準化係数 ベータ | t 値 | 有意確率 | B の 95.0% 信頼区間 下限 | 上限 |
|---|---|---|---|---|---|---|---|---|
| 1 | (定数) | 24.632 | 6.744 | | 3.652 | .002 | 10.463 | 38.801 |
| | 学習時間 | 2.665 | .468 | .802 | 5.690 | .000 | 1.681 | 3.649 |

a. 従属変数 レポートの点数

「レポートの点数」を従属変数、「学習時間」を独立変数として分析を行っています。
非標準化係数 B から、回帰式は次のように表せます。

$$レポートの点数 = 24.632 + 2.665 \times 学習時間$$

つまり、1 時間勉強すると約 24 点増えると予想されます。
また、「学習時間」の有意確率が 0.000 ＜0.05（有意水準）なので、母集団でも「学習時間」が「レポートの点数」に影響しているといえます。

**問題 5-1.**

**（1）** ここでは、虫歯なし▶0、虫歯あり▶1 とコード化
しています。

エラーバー付き棒グラフは、右のようになります。

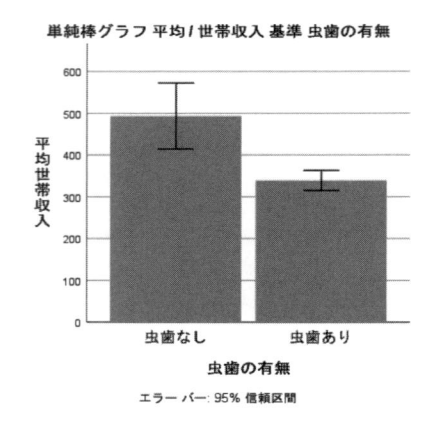

単純棒グラフ 平均 / 世帯収入 基準 虫歯の有無

エラー バー: 95% 信頼区間

**（2）** 対応のない t 検定は、次のようになります。

等分散性のための Levene の検定

| | | F 値 | 有意確率 |
|---|---|---|---|
| 世帯収入 | 等分散を仮定する | 10.573 | .004 |
| | 等分散を仮定しない | | |

等分散性のための Levene の検定結果は、有意確率が、0.004 ＜ 0.05（有意水準）なので、
「等分散を仮定しない」となります。

**独立サンプルの検定**

2 つの母平均の差の検定

| t 値 | 自由度 | 有意確率 (両側) | 平均値の差 | 差の標準誤差 | 差の 95% 信頼区間 下限 | 差の 95% 信頼区間 上限 |
|---|---|---|---|---|---|---|
| 4.446 | 22 | .000 | 154.259 | 34.693 | 82.309 | 226.208 |
| 4.147 | 11.927 | .001 | 154.259 | 37.195 | 73.162 | 235.356 |

等分散性の検定結果から、表の下段を読み取ります。
2 つの母平均の差の検定の有意確率（両側）が、0.001 ＜ 0.05（有意水準）なので、母平均に
差があるとわかります。そして、差の 95%信頼区間と合わせて、「虫歯の有無と世帯収入には
有意差があり、虫歯がある世帯の方が収入が低い」とわかりました。

**問題 5-2.**

**（1）** ここでは、提供前▶0、提供後▶1 とコード化しています。

エラーバー付き棒グラフを求めると、次のようになります。

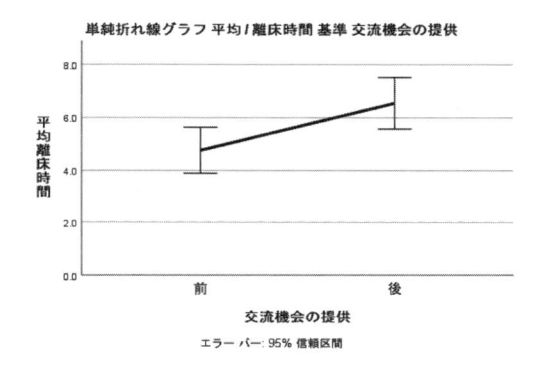

**（2）** 対応のある t 検定は、次のようになります。

### 対応サンプルの検定

| | | 対応サンプルの差 | | | | | | |
| | | 平均値 | 標準偏差 | 平均値の<br>標準誤差 | 差の 95% 信頼区間<br>下限 | 上限 | t 値 | 自由度 | 有意確率<br>(両側) |
|---|---|---|---|---|---|---|---|---|---|
| ペア 1 | 提供前 - 提供後 | -1.7875 | 1.1927 | .2982 | -2.4230 | -1.1520 | -5.995 | 15 | .000 |

対応サンプルの検定の有意確率（両側）が、0.000 ＜0.05（有意水準）なので、母平均に差が
あるとわかります。そして差の 95%信頼区間と合わせて、「他の患者と交流する機会を提供する
前と後で離床時間には有意差があり、提供後の方が離床時間が長い」とわかりました。

**問題 6.**

**（1）**　ここでは、セトナ▶1、バーシクル▶2、バージニカ▶3　とコード化しています。

　　　対応のない 1 元配置の分散分析と多重比較は、次のようになります（ただし、各グループとも正規分布に従っていると仮定）。

**分散分析**

花びらの長さ

| | 平方和 | 自由度 | 平均平方 | F 値 | 有意確率 |
|---|---|---|---|---|---|
| グループ間 | 437.103 | 2 | 218.551 | 1180.161 | .000 |
| グループ内 | 27.223 | 147 | .185 | | |
| 合計 | 464.325 | 149 | | | |

　　　分散分析の結果、有意確率が、0.000＜0.05（有意水準）なので、グループ間の母平均に差があるとわかります。

　　　次に、Tukey の多重比較の結果を確認します。

**多重比較**

従属変数:　花びらの長さ
Tukey HSD

| (I) 品種 | (J) 品種 | 平均値の差 (I-J) | 標準誤差 | 有意確率 | 95% 信頼区間 下限 | 95% 信頼区間 上限 |
|---|---|---|---|---|---|---|
| 1 セトナ | 2 バーシクル | -2.7980* | .0861 | .000 | -3.002 | -2.594 |
| | 3 バージニカ | -4.0090* | .0861 | .000 | -4.294 | -3.886 |
| 2 バーシクル | 1 セトナ | 2.7980* | .0861 | .000 | 2.594 | 3.002 |
| | 3 バージニカ | -1.2920* | .0861 | .000 | -1.496 | -1.088 |
| 3 バージニカ | 1 セトナ | 4.0090* | .0861 | .000 | 3.886 | 4.294 |
| | 2 バーシクル | 1.2920* | .0861 | .000 | 1.088 | 1.496 |

*. 平均値の差は 0.05 水準で有意です。

　　　どのグループ間にも有意差があることがわかります。そして、

　　　「花びらの長さは、セトナは他の 2 種に比べて短く、バーシクルはバージニカより短い」

　　　とわかりました。

# 参 考 文 献

[1] 『回帰分析の基礎』早川毅, 朝倉書店, 1986 年
[2] 『統計学辞典』竹内啓, 東洋経済新報社, 1989 年
[3] 『入門 統計解析法』永田靖, 日科技連, 1992 年
[4] 『統計的多重比較法の基礎』永田靖・吉田道弘, サイエンティスト社, 1997 年
[5] 『統計用語辞典』芝祐順・渡部洋・石塚智一 編, 新曜社, 2002 年
[6] 『入門はじめての統計解析』石村貞夫, 東京図書, 2006 年
[7] 『ナースのための統計学（第2版）』髙木廣文, 医学書院, 2009 年
[8] 『統計分布ハンドブック』蓑谷千凰彦, 朝倉書店, 2010 年
[9] 『世界一わかりやすい。医学統計シンプルスタイル プラス』落合隆志, SCICUS,
    2010 年
[10]『伝えるための心理統計：効果量・信頼区間・検定力』大久保街亜・岡田謙介, 勁草書房,
    2012 年
[11]『日本統計学会公式認定 統計検定3級対応 データの分析』日本統計学会 編, 東京図書,
    2012 年
[12]『松原望 統計学』松原望, 東京図書, 2013 年
[13]『とんでもなく役立つ検査値の読み方』西﨑祐史・渡邊千登世, 照林社, 2013 年
[14]『日本統計学会公式認定 統計検定1級対応 統計学』日本統計学会 編, 東京図書,
    2013 年
[15]『今日から使える医療統計』新谷歩, 医学書院, 2015 年
[16]『改訂版 日本統計学会公式認定 統計検定2級対応 統計学基礎』日本統計学会 編,
    東京図書, 2015 年

# 索　引

## 事項索引

## 操作に関する索引

◉著者紹介

**石村友二郎** （いしむら ゆうじろう）
文京学院大学 教学 IR センター データ分析担当　修士（工学）

**石村光資郎** （いしむら こうしろう）
東洋大学 総合情報学部総合情報学科 講師　博士（理学）

**鹿原幸恵** （かはら ゆきえ）
文京学院大学 保健医療技術学部看護学科 助教　修士（看護学）

**江藤千里** （えとう ちさと）
文京学院大学 保健医療技術学部看護学科 助教　博士（看護学）

## おしえて先生！　看護のための統計処理

ⒸYujiro Ishimura, Koshiro Ishimura, Yukie Kahara, Chisato Eto, 2018

2018年4月25日　第1刷発行　　　　　　　　　　Printed in Japan

著　者　石村友二郎・石村光資郎
　　　　鹿原　幸恵・江藤　千里
発行所　東 京 図 書 株 式 会 社
〒102-0072　東京都千代田区飯田橋3-11-19
振替00140-4-13803 電話03（3288）9461
URL http://www.tokyo-tosho.co.jp/

ISBN978-4-489-02287-6